养 生 从 生 活 中 来

美 丽 到 生 活 中 去

U0235580

原 来 健 康 美 丽

就 这 样 简 单

调 气 养 血

女 人 养 好 气 血 更 年 轻

滕秀香 编著　　才永发　赵周霞　整理

人民卫生出版社

图书在版编目（CIP）数据

调气养血：女人养好气血更年轻/滕秀香编著．—
北京：人民卫生出版社，2019

ISBN 978-7-117-28005-1

Ⅰ．①调… Ⅱ．①滕… Ⅲ．①女性—补气（中医）—养
生（中医） Ⅳ．①R212

中国版本图书馆 CIP 数据核字（2019）第 024041 号

| 人卫智网 | www.ipmph.com | 医学教育、学术、考试、健康，
购书智慧智能综合服务平台 |
| 人卫官网 | www.pmph.com | 人卫官方资讯发布平台 |

调气养血——女人养好气血更年轻

编　　著：滕秀香
出版发行：人民卫生出版社（中继线 010-59780011）
地　　址：北京市朝阳区潘家园南里 19 号
邮　　编：100021
E - mail：pmph @ pmph.com
购书热线：010-59787592　010-59787584　010-65264830
印　　刷：北京顶佳世纪印刷有限公司
经　　销：新华书店
开　　本：889×1194　1/32　　印张：13.5
字　　数：213 千字
版　　次：2019 年 9 月第 1 版　　2019 年 9 月第 1 版第 1 次印刷
标准书号：ISBN 978-7-117-28005-1
定　　价：48.00 元

女人想要年轻漂亮，健康长寿，就必须先要学会如何养护自己。女人该如何养护自己呢？中医认为，女子以血为本，女人养生离不开养血；"百病生于气"，因此女人养生也重在养气；"气为血之帅，血为气之母"，气血都是构成人体生命活动的基本物质，气能生血、能行血，血为气之载体，血能养气。二者互根互用，相互依存。所以，女人养生要注重养气血。

清·叶天士说："女子以肝为先天"。肝藏血，主疏泄，跟气血有很大关系。肾是生命之根，气血也需要肾的参与，才能保证气足血旺、运行顺畅。

因此，女人养气血，还要注重养肾。《黄帝内经》提出"女七男八"节律，是中医学关于男女生长周期的一种说法，指女子每隔七年、男子每隔八年，生理上会发生一次很明显的改变。在这些生长节律期，男女都要注意养生，以应对身体上所发生的变化。只有做好了这些阶段的养生，我们才可能保证身体持续健康，并有效地防止衰老。

女性一生中还有几个特殊的"时期"，需要特别注重养护气血，比如孕育期、哺乳期、更年期等。因为，女子一生都以"气血为用"，在这些"非常"时期，只有养护好气血，才能应对许多意外情况的发生。

在本书中，我们根据国医大师、现代著名中医妇科专家——柴嵩岩教授的一些妇科经典疗疾理论和临床经验，指导女性朋友们如何补益好气血，使养生保健、美丽防衰、防治疾病更有据可依、有方可循。书中所讲述的饮食秘方、穴位按摩、生活宜忌、情志调摄等内容贴近生活，易学易用，推荐给女性朋友的是一套行之有效的保健方法；希望女性朋友们能从中获益，学以致用，收获一生的健康、美丽、幸福！

找到女人美丽的
那把钥匙

　　除去天生的遗传因素，女人为什么有美有丑、有胖有瘦？为何有人神采奕奕，有人却晦暗无生气？很重要的一点，与女人的内在因素——气血运行的状况有关。

　　来看一对姐妹花，这是一个非常警醒人的案例。这对姐妹长得特别漂亮，两人相差两岁，小时候同样是皮肤白皙、双眼皮、大眼睛、明眸皓齿，真的是人见人爱。家人都把她俩当宝贝养，对两人的期望也很高。可是长大后，两个姐妹却有了天壤之别。

　　姐姐读完大学，跟校友结婚，之后夫妻俩回到家乡开了一家育婴店，发展得很好，后来还连续开了三家店。姐姐经济条件不错，吃喝用度很讲究，生活也很有规律，心态恬淡平和，会保养，虽年近40岁，且已是两个孩子的妈妈，但看起来还跟20多岁的小姑娘一样，人见人夸。

妹妹生性乖张，年幼的时候比姐姐还漂亮。大学毕业后，在外面闯荡几年，30多岁回到家乡，因生活并不如意，经常混迹于麻将馆、小吃店，日夜颠倒，该吃的时候不吃，该睡的时候不睡。孩子不管，家不顾，工作也不做，虽然也会努力装扮，但日渐发福的身材和日渐晦暗的脸蛋，真的让人无法将她与之前那个漂亮的小姑娘相比。

我们姑且不去评论两人的生活环境，只从两人的生活态度和健康状况来讲，就能找到很多差异。

我们常说"病从口入"。漂亮的女人通常都很会吃，且吃得也讲究（以案例中的姐姐为代表）；如果饮食无节制，想吃就吃，不想吃就不吃，挑食、偏食或暴饮暴食等，一不小心就可能会变成黄脸婆（以案例中的妹妹为代表）。此外，漂亮女人一般都生活规律、情绪恬淡平和，若情绪易波动、生活无规律，身心就会处于不健康的状态。不健康的生活方式会导致体内气血的差别，从而决定了女人外在的漂亮与不漂亮的表现。

但凡一个健康、漂亮、优雅的女人，多是气血充盈、循环顺畅的女子。气血充足、循环顺畅，则面色红润，肌肉丰满坚实，体态匀称，肌肤和毛发光亮润泽，外邪不易入侵，身体不易发病，自然也就健康长寿。

不漂亮、情绪不佳、爱生病的女子，多是气血瘀滞、亏虚的人。气血化源不足，则会出现面色萎黄、形体消瘦，或运化无力、身体代谢差、身体肥胖。另外，气血不足，肌肤毛发枯萎无光泽，外邪极易入侵，体内易发疾病。

因此，女人的美丑，健康与否，优不优雅，幸不幸福，不用挖空心思去寻找各种驻颜之术，只要注重气血的补养，就找到了开启健康美丽的钥匙。

国医大师、现代著名中医妇科专家——柴嵩岩教授是讲究气血的典范。她无论是吃喝用度，还是作息规律，皆考虑到"顺""合"二字，即顺应人体的生长规律、气血变化，因地、因时制宜地择食、避邪、养生，不破坏气血的平衡，这就是最佳的养生方式。她提出的"肾之四最""补肺启肾""二阳致病"等理论，均是从气血方面去考虑的。临床中针对不同阶段的女性朋友，在药方的选择上也是因人、因时而异的，目的就是顺应人体的气血，合乎人体不同生长阶段的规律。想学习柴嵩岩教授的气血养生之道，您在本书中便可找到答案。

注重气血的补养，首先要关注脾胃功能的健康。中医认为，脾为后天之本，气血生化之源。脾胃好，运化功能正常，气血足，身体才能棒，人才能健康漂亮。因此，脾胃健才能气血好。

注意养肝也很重要，"女子以肝为先天"，肝藏血，主疏泄，具有储藏血液、调节血量及疏泄气机的作用。脏腑所化生之血，除营养全身外，均储藏于肝脏，肝藏血功能正常，血海充盈，同时肝疏泄气机的功能正常，可以保证气血充足，循行顺畅，人自然健康漂亮。并且肝喜调达、恶抑郁，养好肝，可以让女人更加明媚阳光，精神好，自然幸福好运。

养肾也很重要。肾为"先天之本"，并且肝肾同源。

肾好，女人的五脏六腑才更好，身体正气足，气血充盈，外邪不易入侵，精、气、神俱佳，女人会更漂亮。

此外，还要注意的是，女人一生要经历经、带、胎、产、乳等身体职责。"女七理论"的节律，也在影响着女人的生长和健康。多数妇科病都会影响女人的气血和身体健康。所以，注重女性各个时期的特殊生理特点，加强特殊时期的气血补养，女人才能更加健康、漂亮、长寿。

归根到底，"人之所有者，血与气耳"。这是几千年前《黄帝内经》中提出的养生理念，也是我们这本书要教会女人养生的重要思想。女人只有注重气血的补养，才可能达到健康美丽、幸福长寿的目的！

编　者

2019 年夏于北京

致读者的一封信：
我的老师柴嵩岩教授的养生秘诀

我的老师、国医大师柴嵩岩是现代著名妇科专家，北京中医医院妇科教授，主任医师。1948 年，柴老师拜师于中医伤寒大师陈慎吾门下，并在其启蒙、引领之下，苦读中医经典，为日后成为中医妇科名家奠定了深厚的中医理论基础。后师从吴阶平、王光超、李家忠、严仁英等名师，接受现代医学的系统培训。

2019 年，柴老师已 90 岁高龄，仍耳聪目明，思维敏捷。有人问老师是如何养生的，老师回答说："我的养生秘诀全是土方，没有洋方。"

老师淡泊名利，可谓大隐隐于市。2015 年 12 月 8 日，中国福利会授予柴嵩岩第十七届宋庆龄樟树奖，以褒奖她对妇女儿童事业的卓越贡献，这是自 1985 年宋庆龄樟树奖设立以来，中医界首位获奖者。面对如此荣誉，老师手捧宋庆龄樟树奖，感慨万千："医生这个职业就是治病救人。我不过是看病的年头比别人长一些，感悟的东西多一点罢了……我年纪虽大，但仍会努力为社会、为后人交上一份合格的答卷。"老师 70 岁退休，退休之后，除坚持每周坐诊、传道授业带学生外，剩余时间则回归家庭，修身养性，喜、怒、悲、恐、惊皆安然处之，淡泊名利，享受着恬淡、豁达与安详。

老师很喜欢听相声，她的床边总是放着一台录音机和一摞相声磁带，"相声给我带来欢乐"，她微笑地说。每晚入睡前听上一小段，伴着笑声，渐入梦乡，感受明天的美好。这也是老师保持快乐情绪的一大法宝。

日常饮食中，老师很少食肉，辛辣之物更是不食用。她说："2000 多年前孔子告诉我们'肉虽多，不使胜食气'，意思就是肉类虽多，但食肉的量不可超过食谷的量。油甘厚味滋腻，多食脾不运化，

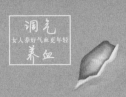

水湿内停，就有发生疾病的可能。阴血不足是女性大忌，辛辣之品伤阴，内外因结合，正常生理就可能转向病理。"她透露自己的养生法则，"我不用保健品。调理阴阳、阴平阳秘，药食同源、寓医于食，审因施食、辨证用膳。这些老祖宗留下的教条，就是我的健康观、食疗观、膳食观。"

在起居方面，老师认为，人过中年天过午。人体须顺应四时节律，起居有常。《黄帝内经》中记载："阳气尽则卧，阴气尽则寐。"这是她从祖先那里找到的答案。"药补不如食补，食补不如睡补，睡眠是最好的补药"，这是她自己的经验之谈。

这就是晚年的柴老师，热爱生活，恬淡安详，有着与普通人一样的内心情怀，却又保持着古老而传统的中医养生之道。

北京中医医院　滕秀香　主任医师

2019 年夏于北京

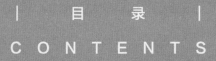

| 目　录 |
CONTENTS

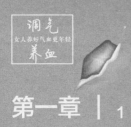

第一章 | 1

女人以血为本，
养血为女人一生的必修课

百病生于气,
养好气女人不易病

调元
女人养好气血更年轻
养血

第三章 | 121

女子以肝为先天，
让女性魅力无限

肾是生命之源，
肾气足更靓丽

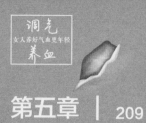

女人养生重"女七"，
七年之"养"很重要

孕育易亏气血，
要做好必要的养护

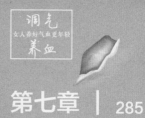

更年期养好气血，优雅度过"多事之秋"

防治妇科病，
为生命质量增筹加码

附录　办公室一族24小时养生攻略

第 一 章

女 人 以 血 为 本 ， 养 血
为 女 人 一 生 的 必 修 课

"

　　《千金方》中记载：女子"以血为本，以血为用"。所以，养生要注重养血。国医大师柴嵩岩在妇科临床中注重女人以血为本的思想，在论治疾病时，注重滋养阴血的思路，从"经本阴血，何脏无之"的角度看待血与脏腑的关系，健运脏腑以开养血生化之源，并积极倡导女性要杜绝"阴血暗耗"的不良习惯。所以，女人养血不能当成"想当然"、耳边风，注重养护为先，因时、因地、因利选择一些养血之法，是一生的健康必修课。

养血，补血，
健康美丽常相伴

> 《本草衍义》中记载："夫人之生以气血为本，人之病未有不先伤其气血者……"女人由于月经、胎孕、产褥、哺乳均是以血为用，若不注重养血，易造成血虚，会影响健康和容颜，所以女人要注意养血。

女人最愿意听到的一句话，就是"你最近气色很好"。气色好，就意味着皮肤白里透红，有光泽，漂亮。如果气色不好，那么，面色就会枯槁晦暗，过早出现皱纹，脸上的皮肤出现色素沉积，如黄褐斑、老年斑等，头发也会脱落不少。

那么，气色好不好跟什么有关呢？

气色好不好与气血有关，气血充盈畅通，才能身体健康，红光满面。然而，女性由于生理的特殊性，一生都在和气血"较着劲儿"，说白了是和血"较着劲儿"。从女性发育进入青春期起，每月出现一次子宫内膜脱落出血，这就是通常所说的月经。月经流的是血，正常情况下，女性月经从 12 ～ 14 岁开始，刚开始月经周期并不规律，1 ～ 2 年后便逐渐规律。

49 岁左右月经逐步停止，停经后称为绝经期。

怀孕后，子宫里的小生命通过脐带吸收母体的养分。母亲一个人的血，同时供应两个生命，所以怀孕时一定要注意养血，避免贫血给母子健康造成危害。

生孩子时，一般母体会有约 200 毫升的子宫生理性出血。若遇难产意外，产妇发生子宫病理性大出血，耗失血量会更多。所以，避免孕产风险也是对女性和下一代的健康负责！

新手妈妈给孩子喂奶，奶水看上去是白色的，中医认为，乳汁为气血所化生。很多新手妈妈奶水不足，除了喂养不当，婴儿吸吮次数不够外，更多的是母体气血供应不足。所以，女性产后，多吃补气血的食物，像红糖、大枣、小米粥、骨头汤等，是很有必要的。

除了月经、孕产、哺乳等需要血液的支撑，会消耗女性的血液外，平常女性朋友的小毛病或者意外受伤等，都可能造成女性体内血液的流失。所以，女性一生都要注重养血！

养血不仅是女性的生理需要，也是呵护健康美丽的重点。血虚，不能养心，便会产生心悸、失眠等不良症状。血虚，不能滋养头目、上荣于面，会出现头晕眼花、面色苍白、毛发枯黄等症状。血虚，经脉失于滋养，可引起皮肤粗糙、手足发麻、月经不调、性欲冷淡、早衰易老等。因此，早在几千年前，中医就倡导"男重气，女重血""妇人以血为本"的原则。

女人养血，需注意以下几点。

第一，要乐观处世、笑对生活，不焦虑抑郁，不悲观，如此才能让各组织器官的生理功能发挥到最佳状态，提高骨髓的造血能力。

第二，要会吃。多吃补血、养血的食物，比如红色的食物，大枣、红糖、猪瘦肉、猪肝等。还有一些老百姓公认的补血食物，如老母鸡，也可以尽量选择。还要注意益气。气血随行，要想血足，气也要养好！因此，参类、小米、芡实等制成的各种补益气血的药膳也可以多选择。

在这里给大家推荐一个很简单的补血粥，有兴趣的女性朋友不妨试试。

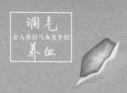

 ## 四红补血益颜粥

制作方法：血糯米50克，大枣10枚，玫瑰花10克，红糖适量。将血糯米淘洗干净，用清水浸泡4～6小时，将血糯米倒入砂锅，加适量水，大火煮沸后继续中火煮20分钟，再加入枸杞子和大枣，中火煮20分钟后，改为小火熬1小时。之后，放入适量红糖和玫瑰花，稍煮，即可食用。

养生功效：此粥有补血、益气、活血、养颜等功效。

血糯米是滋补气血的"上等佳品"，可以益气养血。大枣，铁含量丰富，并且是健脾益气养血的"名优产品"，几乎人人都知道，无论是从营养素方面来讲，还是从中药性味归经方面来讲，大枣补益气血功不可没。玫瑰花，理气活血，加入此粥中，起到一定的理气作用，气行血畅，女性自然健康漂亮！最后加入红糖调味，一是丰富口感，二是增强补血效果，红糖含铁量丰富，且甜味入脾，有健脾益气、活血养血的作用。所以，此粥美味，香甜可口，可以隔三差五地吃，对女性朋友养生很有益。

如果没有什么特殊的补益方法，不妨将此粥列入日常的生活保健中，经常食用，会为你的健康美丽加分。

第三，女性朋友还要注意保暖，不要盲目地追随"潮流"生活方式，少吃冷饮，少穿露脐装，避风寒邪……尤其是在女性的特殊生理期，如月经期、孕产期等，谨记老祖宗的一些健康建议，还是很有必要的。

第四，女性朋友还应该保持生活规律，按时作息，不熬夜，做到起居有常；三餐有时，食量有度，按"中国居民平衡膳食宝塔 2016"来安排一日三餐的饮食，并远离烟酒，忌饮浓茶；每天安排 30 分钟至 1 小时的运动；做到有病早查早治。一年 365 天，天天坚持，自然会使体内气血充盈，健康美丽长相伴！

中国营养学会
Chinese Nutrition Society

中国居民平衡膳食宝塔（2016）

盐	<6克
油	25~30克
奶及奶制品	300克
大豆及坚果类	25~35克
畜禽肉	40~75克
水产品	40~75克
蛋 类	40~50克
蔬菜类	300~500克
水果类	200~350克
谷薯类	250~400克
全谷物和杂豆	50~150克
薯类	50~100克
水	1500~1700毫升

每天活动6000步

> "头为诸阳之会"，通过按摩头面部能疏通经络，提升正气，使气血循行顺畅，帮助邪气外排。另外，人身体上的器官在耳部都有反射区，经常把耳朵各部位按摩一遍，就相当于把四肢和脏腑都调理了一遍。简单地按摩耳、头、面部，即可帮女性活血、养血。

摩耳是中医流传很久的保健方法，有不少人因此受益。妇科中医名家柴嵩岩教授，每次工作久了，就会主动停下来摩摩耳朵，搓搓脸，梳梳头，她说这样能让人的气血迅速地充养于头面部，让人更清醒，更有益于工作。

中医认为，耳为肾之窍，内通于脑，是人体的听觉器官。耳与五脏六腑都有关联，肾开窍于耳，心寄窍于耳，脾主升清以充养耳，肝胆之气会影响耳，所以，摩耳，就能对五脏六腑进行调理，是非常简单的健康养生方法。

耳穴是指分布在耳郭上的一些特定区域，共计 93 个穴位。当人生病时，往往会在耳上的相关反射区发生反应，如出现脱屑、水疱、丘疹、充血、硬结、疣赘、色素沉着等症状时，人们也会感觉到有压痛点。刺激这些相应的穴位，可以缓解相应脏腑器官的病症，有一定的防病治病作用。

穴位按摩

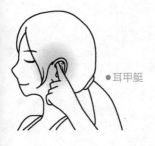

●耳甲艇

比如，当你上火导致牙龈肿痛或脸上长小疙瘩时，可以用拇指和示指（食指）揉捏耳垂，有消肿止痛、美容养颜的作用。耳甲腔的上方凹陷叫耳甲艇，相当于人体的腹腔，按摩此处有助于消化，并且又有强肾健脾的功效。

有人说，耳朵那么小，要怎么按摩呢？其实很简单。具体来说，按摩耳朵可以分为以下几个步骤。

1. 摩耳轮 以拇指、示指（食指）沿外耳轮上下来回摩擦至耳轮发热为度。它的作用可以刺激脏腑，活血益气，防治感冒，治疗失眠、耳聋。

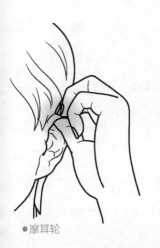

●摩耳轮

穴位按摩

2. 摩对耳轮 以拇指、示指（食指）沿对耳轮上下、来回摩擦至对耳轮发热为度。这样可以防治颈、腰腿痛，防治甲状腺及乳腺疾病。

3. 提捏耳垂 用双手提捏耳垂，至耳垂发热为度。这样可以激发正气，活血化瘀，辅助治疗头痛、头昏、健忘，预防感冒，还有明目、聪耳、美容的作用。

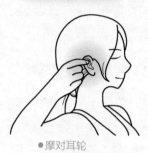

●摩对耳轮

除了耳朵外，我们还可以按摩头和脸，来达到益气养血的目的。

"头为诸阳之会"，通过按摩头部可以通畅百脉，调和气血，扩张局部血管，从而改善局部血液循环。要如何按摩头部呢？其实，我们可以借用一样东西，效果最好，那就是梳子。

●提捏耳垂

 记载

在《焦氏类林》中记载："冬至夜子时，梳头一千二百次，以赞阳气，经岁五

摩耳是中医流传很久的保健方法，有不少人因此受益。妇科中医名家柴嵩岩教授，每次工作久了，就会主动停下来摩摩耳朵，搓搓脸，梳梳头，她说这样能让人的气血迅速地充养于头面部，让人更清醒，更有益于工作。

脏流通，名为'神仙洗头法'。"从这里我们可以了解到，经常梳头可以达到疏通经脉、活血，增强阳气，使人健康长寿的目的。并且，勤梳头还能促进头发的正常生长，养出一头乌黑亮丽的秀发。我们的祖先就非常重视梳头，并且许多人都将梳头作为养生的一种重要方法，还专门研究总结出许多"梳发功"。简单地说，可以拿起梳子随便梳，早上起床时梳100遍，中午散开头发梳100遍，晚上睡前2小时再轻轻柔柔地梳100遍。如果你喜欢，可以多梳，多多益善。古代有"发梳千过，不败不脱，一日多梳几次头，到老头发黑油油"的说法。由此可见，梳头发有多种好处。在梳子的选择上，我们应尽量选木质的，比如黄杨木、桃木的梳子，牛角的梳子也很好。梳子的大小应根据自己头发的长短以及厚薄来选择。

另外一种方法，可以用手指梳。简单介绍一下，双手十指紧贴头皮，十指不要伸得太直，要微微弯曲，手指间要有一定的距离。将十指插入头发中，慢慢向后推移，但是速度也不要过快，以免造成断发。用手指梳理头发最好在早、晚进行，力度不宜过大，不能盲目追求次数，按自己的时间和

《焦氏类林》中记载："冬至夜子时，梳头一千二百次，以赞阳气，经岁五脏流通，名为'神仙洗头法'。"从这里我们可以了解到，经常梳头可以达到疏通经脉、活血，增强阳气，使人健康长寿的目的。并且，勤梳头还能促进头发的正常生长，养出一头乌黑亮丽的秀发。

需要来进行。

按摩完头部之后，也别忘记你的脸。脸部有丰富的毛细血管和末梢神经组织，对脸部经穴的按摩刺激，可以促进血液循环，也能提高皮脂腺的分泌量，使人面色红润，皮肤光滑有弹性，提升精、气、神。

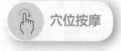

按摩脸部时，可以先闭目，两手中指贴近鼻梁旁并轻按迎香穴（在鼻翼外缘中点，鼻唇沟中），向上做擦脸动作，至额前。沿耳旁按摩至颌下，并轻轻按压耳垂周围，还原至鼻旁脸颊。重复上述动作，共12次。也可以用木梳的梳背在脸部轻轻按摩，具有凉血排毒的作用，并有神奇的美容效果。

女子活血、养生、美容，可以经常按摩自己的头、面、耳，达到疏通经络、活血益气、祛除外邪、调理脏腑、防治疾病的作用，是每个女人都应该学会的自我保健方法。

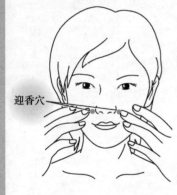

迎香穴

调气
养血
女人养好气血更年轻

"发梳千过，不败不脱，一日多梳几次头，到老头发黑油油"。

坚持按摩涌泉穴，让你拥有不老容颜

> 涌泉穴在足心，经常按摩此穴，可强肾，填精，促进气血的运行和充盈，滋阴补阳，促进机体新陈代谢，提高精力与耐力，常保人年轻不易老。

一个注重养生的人，生活质量也相对会高一些，而且会更年轻、更健康一些。尤其是人到中年时，多关注养生知识，多注重保养，越早保养越好，对于健康、长寿，追求青春不老都是非常重要的。

生活片段

陈、乔两位大姐是某单位的退休工人。年龄相同，家底相当，都有一闺女。当年同时入的职，现在同时退休了。不过两位大姐除了家庭、工作等相同外，从身体、健康、容颜方面来讲，则完全不同。陈大姐比乔大姐看起来老了10多岁。尤其是40岁之后，陈大姐急速衰老，而乔大姐则像做了冻龄手术，越来越显年轻，越来越有魅力。临退休时，单位甚至还想留住乔大姐继续干两年。什么事情都是有因有果的。看看陈、乔二位大姐的生活方式，我们就能揭秘她们的健康与

涌泉穴在足心，经常按摩此穴，可强肾，填精，促进气血的运行和充盈，滋阴补阳，促进机体新陈代谢，提高精力与耐力，常保人年轻不易老。

容颜差别间的秘密。

这也让人想起我老师国医大师柴嵩岩，她经常教育学生，临床给患者诊疗时，须强调"审证求因"，从患者的表现究其生活环境、生活方式、既往病史等，寻找到蛛丝马迹，对症处理，方可谈及疗效。

言归正传，陈大姐是一个性情比较秉直、简单的人。生活中总是粗枝大叶，不讲究，吃饭、睡觉……总是随性来，想吃就吃，不想吃就不吃，爱吃肥甘厚腻的食物，喝凉水、洗凉水澡等。总之，从来没有"关心"过自己的身体，更看不惯乔大姐对生活的"讲究"。

乔大姐则生性比较有节制，吃饭只吃八分饱，饮食清淡，为人平和，最重要的是特别爱运动，关注养生知识，注重养生。尤其是30多岁以后，孩子渐大，家庭和睦，乔大姐更是注重自己和家人的健康。她经常收集一些养生小妙招，让自己和家人每天执行。她从30岁学会"按摩涌泉穴"之后，就经常鼓励爱人和自己一起按摩。当时女儿还小，她每天晚上给女儿洗完脚之后，也帮着女儿按摩。现在女儿20多岁了，从小就很少生病，并且出落得相当漂亮，明眸皓齿，唇红齿白，活脱脱的一个大美人。现在她的女儿每天都会自己按摩，还经常在按摩涌泉穴的基础上，再加进去一些新的养生内容，比如艾灸、药物敷贴等，来增进养生效果。不过有时候乔大姐也嫌麻烦，只选择最简单的"按摩涌泉穴"，健康、容颜保持得相当不错。

看到上面两位大姐的生活习惯，我们就不难理解她们的差别了。

涌泉穴是足底最有代表性的神奇穴位。以生命之泉从足底涌出之意命名的涌泉穴，是肾经的首穴，经常按摩此穴，肾经之气会犹如源泉之水，自足下出，进而灌溉周身四肢各处。可强肾，填精，向全身输送能量。所以，涌泉穴在养生、防病、治病、保健等各个方面都显示出它的重要作用。尤其对于女性来说，肾为先天之本，主藏精，主生长发育、生殖和水液代谢，为生命之源，脏腑阴阳之本，气血之根。女子的特殊生理，如月事、孕育等，都受肾－天癸－冲任－胞宫轴调节，而肾中精气的盛衰，直接关系到"肾－天癸－冲任－胞宫"生殖轴的功能状态。按摩肾经的首穴——涌泉穴，就是在强肾，在扶正气，滋阴补阳，充盈气血，能促进机体新陈代谢，提高精力与耐力，还能改善女性腰酸背痛、贫血、面黄无彩、手脚冰凉，甚至不育不孕、月经不调等妇

坚持按摩涌泉穴，让你拥有不老容颜

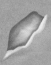

科疾病。所以，让每天按摩涌泉穴变成生活中的一种健康习惯，对于女性朋友来说是非常有必要的。

涌泉穴的位置在足底前部凹陷处，第2、3趾趾缝纹头端与足跟连线的前1/3与后2/3交点上，屈足卷趾时足心最凹陷处。涌泉穴养生法由来已久，古今医家历来都非常重视，至宋代已广为盛行。

具体的做法是：

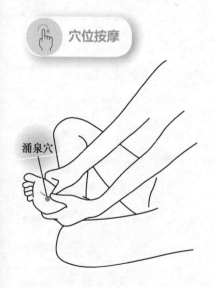

穴位按摩

涌泉穴

洗完脚，擦干，先用左手握左脚，将右手手心（劳宫穴）对准左脚脚心（涌泉穴），然后进行纵向的快速摩擦，使手心、脚心产生温热的感觉，这么持续摩擦5～6分钟，然后交换摩擦另一只脚。如此交替摩擦3次左右。

再用拇指的指腹垂直按压

足心涌泉穴，按下片刻后再提起，一按一放，反复进行，也以3遍为度。

有时候乔大姐还会这样做：用拇指或示指（食指）或中指指端放于足心涌泉穴处，来回按揉，每足心揉100次为宜。

这样做的好处是：摩擦带来的温热感，可渗透到穴位内部，起到温通经脉、温肾阳的作用；这种摩擦方法，使用的是掌心和脚心相对摩擦，脚心连通的是肾经，手心连通的是心包经，如此摩擦，就可以对这两条经脉的气血运行进行调节，达到心肾相交的目的；经常按摩涌泉穴，还可以促进气血运行，调整内脏功能，尤其是中老年人，常用此法可预防感冒，降低三高（高血糖、高血压、高血脂），使足胫强健，并可促进睡眠，使大、小便通畅等。所以，不光是女性朋友要注意按摩涌泉穴，家里的老人、小孩，也都应将按摩涌泉穴作为养生保健方法，并形成习惯，会对一生的健康都有益。

按揉隐白穴，健脾止血渡难关

> 女子以血为本，对于不正常的出血，如女性月经量多、崩漏、鼻出血、便血、痛经等症，需要引起重视，选择一些行之有效的止血方法，比如按摩隐白穴，就可以帮助女性朋友渡过难关，关键要对症。

应该没有哪个女人这一生没对自己身体的出血状况完全无视过，比如月经、鼻出血、便血、外伤出血等。当然还有分娩时的出血，以及日常莫名其妙的牙龈出血、阴道出血……其实，女性的身体就是一个以血为重，又爱"出血"的矛盾体。当然有些出血是正常的，但也有些出血是不正常的，甚至是严重危害健康的。

我们说："女子以血为本"，所以对于不正常的出血，我们需要引起重视，也要抓紧治疗并加以防范。

生活片段

先来看一个例子。小陈是位护士，有段时间总是心不守舍，工作也连续出错，护士长没少批评她，小陈很是委屈。后来，还是同事告诉护士长小陈出现状况是因为身体不舒服。

调气
养血
女人养好气血更年轻

护士长得知原因，特意找小陈仔细询问了一番。

原来，小陈近 3 个月左右，身体老是这出点问题，那出点问题，都是与"血"有关，让她担心极了。开始是月经，以前三五天就结束了，可是 3 个月前居然来了 10 天都没有完全结束。当时心里就揣了个疙瘩，接下来的两个月虽然没有 10 天才结束，但依旧时间长，量也多。而且，小陈刷牙的时候，总会感觉嘴里有血腥味。前两天出去玩，又莫名其妙地流鼻血了！这种种迹象，让小陈怀疑自己得了大病，焦虑极了，虽然身边有不少医生，但她却不敢问，害怕听到不好的结果。

听了小陈的担心，护士长建议她去看中医。医生通过血常规检查以及临床的望闻问切诊断后，确定没什么大问题，判断小陈的这些症状与其血虚、内分泌失调有关。并且当天，得知小陈还处于行经期，已经是第 8 天却还淋漓不断，医生建议她靠在椅子上，脱去鞋袜，点燃艾条，在她右脚隐白穴（足大趾末节内侧，趾甲根角侧后方 0.1 寸处）上方 1.5 厘米处悬灸。期间，小陈就觉得肚子比之前舒服多了，小腹部原有的绷紧拘急感消失了，心情也好了很多。悬灸 10 分钟后，

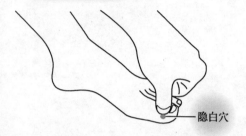
隐白穴

隐白穴周围皮色转红有热感，医生又灸了另一侧的隐白穴。之后，医生告诉小陈："明天月经应该会停止了。"小陈很开心，说等着好结果。

第二天，果然如那位医生所说，小陈的月经停止了。为了加强疗效，医生又给小陈艾灸了一次隐白穴，方法如前，以巩固疗效。

大家看到这儿，是不是觉得很神奇，其实中医临床有很多这样的奇事。这都是中医临证活学活用的结果。

隐白穴对于女性来说是一个养生要穴，月经不调、行经量过多、痛经以及平时出现的鼻出血、牙龈出血等，都可以采用艾灸或按摩隐白穴的方法来治疗。在关键时候，隐白穴还能救人性命。大家都知道"血崩"，这个病症很凶猛，指的是月经量过多或非时而下，就像决堤的河流，崩泻而下，无法制止。血崩症状严重者可持续数十天不停地出血，以至于出现心慌气短、面色苍白、头晕目眩、全身无力等一系列严重贫血症状。肿瘤、生殖器官炎症、功能性子宫出血等妇科疾病均可诱发血崩的症状。所以，对于血崩，轻者可以借助按摩或艾灸隐白穴进行治疗；重者，可以应急艾灸或按摩隐白穴，但是同时要积极送医院，避免发生危险。

根据中医理论，冲任二脉不固、脏腑失调是造成女子月经过量或血崩的主要原因。因此，在治疗时应着重补肝健脾益肾，调养冲任，其中又以健脾最为重要。隐白穴是足太阴脾经上的一个重要穴位，按照经络学说的原理，刺激隐白穴有健脾止血、补中益气的功效，治疗女性月经量多、崩漏、鼻出血、便血、痛经等症效果较好。常按可疏通脾经气血，振奋全身阳气，促进气血源源不断地生化。

因此，如果女性朋友有出血量过多，或是平常脾胃不适，或是有鼻出血、牙龈出血等临床症状，可以采用艾灸或按摩隐白穴来治疗或辅助治疗。

隐白穴对于女性来说是一个养生要穴，月经不调、行经量过多、痛经以及平时出现的鼻出血、牙龈出血等，都可以采用艾灸或按摩隐白穴的方法来治疗。在关键时候，隐白穴还能救人性命。

艾灸的方法，可以借鉴上面实例中的方法，而按摩隐白穴可以按照如下方法操作。

　　取坐位，一侧脚跷于膝部，用手拇指指尖点掐隐白穴50～100下，以局部酸胀为佳，然后再以指腹打圈按揉1～3分钟，力度以感觉发热为好。一侧进行完后，换另一侧脚，操作相同。

　　取穴技巧：取坐位，以手摸着足大趾趾甲，在其内侧缘与下缘各作垂线，其相交点处即是隐白穴。

取穴技巧：取坐位，以手摸着足大趾趾甲，在其内侧缘与下缘各作垂线，其相交点处即是隐白穴。

艾灸关元、气海，让女人神清气爽

怕冷，腰疼，体质虚弱等，多与气血不足、气血亏虚有关。艾灸关元、气海两个穴位，可以温经通阳、温运气血、祛除寒凉、活血化瘀，解决女性的一些寒证、痛证，尤其是产后女子气血亏虚者，可以试试此法。

生活片段　　小于结完婚后没多久就怀孕了。产后，由于身在异地他乡，没人帮忙照顾孩子，月子里，老公照顾了小于半个月就上班了，其他时间，都是小于自己带孩子，收拾家务。孩子7个多月时，小于总觉得后腰痛，有时候抱着孩子想从床上下来都很困难。并且还超级怕冷，冬天时，给孩子换尿裤，小于都需要用暖水袋把手焐热了再给孩子换。发展到最后，小于连孩子都没办法带了，只能请保姆带。

其实，小于产后腰痛、手脚冰凉的情况，归根结底是气血不通。中医认为，通过艾灸能够促进血液循环，排出体内的寒气，改善手脚冰凉的情况。艾灸起初主要就是用于治疗寒证的，在我国已有数千年历史。后来随着人们对艾灸疗法的广泛

气海穴（脐中下1.5寸，前正中线上），有"气海一穴暖全身"之誉称，是说气海穴有温养、强壮全身的作用。

使用和认知，艾灸已在中医的健身、防病、治病等方面取得很好的疗效。临床上，艾灸关元、气海，能够达到温经通阳、温运气血的效果，给身体带来温暖，祛除寒凉，活血化瘀。尤其是像小于这样的情况，气血瘀滞，寒凝脉络，艾灸关元、气海的方法会很有效。因为艾灸可以使气行顺畅，气行则血行，血行则瘀散。通过化瘀通络，可以解决腰痛和手脚冰凉的问题。事实证明，小于使用此法后，的确受益良多。

气海穴（脐中下 1.5 寸，前正中线上），有"气海一穴暖全身"之誉称，是说气海穴有温养、强壮全身的作用。中医认为，此处是人体之中央，是生气之源，人身真气由此而生。对于阳气不足、生气乏源所导致的虚寒性疾患，艾灸气海穴往往具有温阳益气、扶正固本、培元补虚的功效。对于先天不足、后天失养、体质虚弱的患者，临床中常常采用艾灸气海穴的方法加以治疗。

穴位按摩

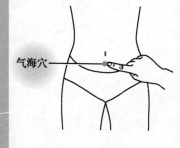

气海穴

关元穴（脐中下 3 寸，前正中线上），顾名思义，是人体元气的开关，人体最重要的穴位之一。

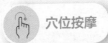

穴位按摩

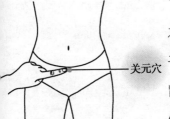

关元穴

关元穴（脐中下 3 寸，前正中线上），顾名思义，是人体元气的开关，人体最重要的穴位之一。据《难经集注》中记载："关元者，人之根元也，精神之所藏，五气之根元，太子之府也。"古人认为，它是男子藏精、女子藏血的地方，能够培补元气、肾气，治疗范围很广泛。该穴可长期施灸，借助火力，可以温通经络，行气活血，培肾固本，调气回阳，补虚益损，壮一身之元气，故为保健要穴。

施灸时，可将灸条对着气海穴、关元穴进行"悬灸"，即离开皮肤 1 ～ 2 厘米，令皮肤潮红并感到温热即可。也可以进行"隔姜灸"，即在穴位上放一片薄薄的生姜片，再将艾炷放在上面，点燃施灸。每穴灸疗 5 ～ 10 分钟，具有明显的温阳散寒、舒筋活血和祛湿的作用。

艾灸关元、气海，让女人神清气爽

记载

　　成书于宋代的《扁鹊心书》中记载："人于无病时，常灸关元、气海、命门、中脘，虽不得长生，亦可得百年寿。"每天艾灸一次，能调整和提高人体免疫功能，增强人体的抗病能力。特别是女士，艾灸气海穴、关元穴后，神清气爽，容光焕发，全身（特别是小腹部）十分舒畅。

　　因此，感兴趣的女性朋友不妨也试试艾灸气海、关元两穴，如果你没有那么多时间来进行艾灸，记得每天用手掌以顺时针方向按揉这两个穴位50次，长期坚持下来，效果也很好。

常按足三里，
胜吃老母鸡

> 女性气血不佳，健康就多事，人生易多厄。足三里是女性的"福气穴"，常按足三里，人体气血足，通过胃经，气血上行头面部，下行腿脚，中行于胸腹之间，是能给女性带来福气的穴位。

生活中，我们总能听到有人这样说："您老好福气呀，儿孙满堂，孙子都这么大了！"可是，这话对王大姐来说，却是可望而不可求的。因为王大姐的独生女，结婚五六年了，一直没有怀上孩子。小两口都去医院做了检查，除了闺女的月经不太正常外，其他都没有什么问题。医生给王大姐的女儿开了些激素类药物调理月经，但她闺女没敢吃，还是决定找中医调理。

由于女儿去外地出差，王大姐先与医生进行沟通，说明女儿的情况。原来，王大姐的女儿平时工作比较忙，是一家公司的销售主管，经常出差，有时忙得连饭都吃不上。可能上班压力较大的原因，回到家后，总是看这里不顺眼，看那里也不顺眼，动不动就发脾气，两口子也因此经常发生口角。最麻烦的是，王大姐的女儿每次来月经时间都特别长，淋漓不断，让人颇为无奈。

听到这儿，医生就明白了。月经不调的症状已经暗示了王大姐女儿的身体情况。平时生活不注意调养，生活没有规律，脾气多变，肝火旺盛，结果导致气血亏虚，也难怪多年无子了。于是，医生告诉王大姐，除了必要的治疗，她闺女的病还需要调养，主要是调养气血，戒掉一些不良的生活习惯，调节情绪，外加按摩足三里。

大姐听到这些后表示，前两条她都理解，后面这个按摩足三里，有什么作用呢？

其实，足三里在这里主要起到一个"补"的作用。足三里，是足阳明胃经的"合"穴，为强壮及保健的要穴，具有扶正培元、调理阴阳、健脾和胃等功效。王大姐的女儿由于经常吃饭无规律，脾胃虚弱，气血运化不足。要想怀上孩子，就得保证后天强壮，气血充沛，所以调补脾胃很重要。最简单的就是按摩足三里，民间有"常按足三里，胜吃老母鸡"的说法。

记载

在《黄帝内经》中也有"邪在脾胃……皆调于足三里"之说。中医认为，脾胃为后天之本，气血生化之源，五脏六

足三里，是足阳明胃经的"合"穴，为强壮及保健的要穴，具有扶正培元、调理阴阳、健脾和胃等功效。

腑赖之充养，所以，调补脾胃要穴足三里可以补益气血，扶正培元，达到保健防病、强身健体的目的。

了解了这个道理，王大姐倒是很乐意女儿采用此方法进行调理。那位中医大夫还告诉王大姐，足三里就像人体的能源库，经常按摩这个穴位，可以激发气血通过经脉，上行头面部，使人脸色红润，焕发无限青春活力；下行腿脚，可以使人下盘稳固，步履矫健；中行于胸腹之间，能对胸、腹部起到很好的保护作用。尤其是现在的人，工作压力大，活动量少，饮食不规律，亚健康情况比较多，都可以通过按摩足三里来调节。按摩足三里是恢复体力、补充能量最快的方法。所以不管是谁，都可以用足三里来保健，尤其是女性，不管是备孕期、怀孕期、哺乳期，还是中老年期，都可以通过常按足三里来保健身体，抗病防衰，增强孕育能力。可以说，人人皆可用。

足三里的位置很好找，取穴时，我们可把腿屈曲，同侧手虎口围住髌骨上外缘，其余 4 指向下，中指指尖处即是。足三里，也因距离膝盖下 3 寸而得名。如果找不准穴位，也不要紧，中医有"离穴不离经"之说，只要你加大面积，把

足三里的位置很好找，取穴时，我们可把腿屈曲，同侧手虎口围住髌骨上外缘，其余 4 指向下，中指指尖处即是。

那一块地方都按到，按到特别酸胀之处，效果就最好。

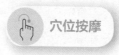
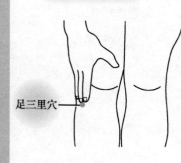

足三里穴

按摩足三里穴的时候，要有一定的力度，每次按压要使足三里穴有酸、胀、麻、痛的感觉为佳。在过去，人们还用艾条灸，点燃艾条熏灼足三里穴，每日1次，每次灸15～20分钟，使局部皮肤发红为度，效果非常好。很多女性怕疼，那么也可以自己在家按摩，持之以恒，就能起到跟吃炖老母鸡一样的大补效果。

据悉，后来王大姐的女儿也亲自去看了中医，吃了两三个疗程的中药，坚持配合用足三里这个穴位进行调理，再配上节制饮食，注意生活规律，收敛自己的脾气，主动与爱人、朋友交好，没过多久，王大姐的女儿就怀孕了，这总算解除了她心里压着的大石头。

调元养血
女人养好气血更年轻

王大姐自己也开始每天按摩或者艾灸足三里，她觉得自己的胃口越来越好了，吃饭香了，睡觉也安稳了……她决定以后将按摩足三里列入自己保健养生的内容中。体质虚弱的人、压力大的人、气血亏虚的人等，都可以来试试按摩足三里，能起到很好的保健效果。

成书于宋代的《扁鹊心书》中记载："人于无病时，常灸关元、气海、命门、中脘，虽不得长生，亦可得百年寿。"

常揉三阴交，令你越来越年轻漂亮

> 三阴交是脾、肝、肾三条经络相交汇的穴位，具有补益阴血、强身健体、延缓衰老的功效。女性补血需滋阴，常揉三阴交，女性不易老。

来看一个女士，姓王，长得很漂亮，上学时，有校花的美誉。不过，校花可不想当花瓶，在事业上也很拼。毕业没几年，王美女就当上了一家外贸公司的总经理，经常国内国外飞来飞去。长期的生活饮食不规律再加上劳累，她发现自己的皮肤越来越差，尤其是脸部的皮肤很松弛，特别是眼角和脖子，出现了明显的皱纹，用了很多国外的高级化妆品都没有效果。

眼看着自己年龄越来越大，对象也没找，容颜却开始衰老，王美女很是不甘心，于是四方求宝，希望能够驻颜。

很巧，王美女在一个朋友的聚会上结交了国医大师柴嵩岩的一位弟子，也是京城有名的妇科专家。趁此机会，王美女赶紧请教这位医生给自己指点迷津。医生在了解了王美女的一些工作、生活上的情况后，再细看王女士，五官精致，皮肤白皙，可以说年轻时，的确是一个原生态的美女。但是现在，年近四十，虽然五官依然精致，但有了很大的衰老之相，皮肤松弛，尤其是笑起来，眉眼间满是皱纹。并且王美女说她经常心烦，睡眠不好，火气大，感觉已经进入更年期似的。基于此，医生给王美女的建议如下。

第一，放慢生活，不能太拼，要注意身体。

第二，保持饮食规律，不饮酒，自己做饭吃，多喝些汤水，像银耳汤、桑葚粥、骨头汤，多吃蔬菜、水果等。饮食清淡，多汤水，补气血，多摄入优质蛋白质类食物和富含维生素的食物。

第三，利用按摩来调整身体。最简单的，每天晚上21:00 左右，三焦经当令之时，按揉左、右腿的三阴交穴各20 分钟，可以滋阴，补益气血，益脾，益肝肾，使人年轻。

听了这三条，王美女回答自己做得到。

事后，这个在事业上很拼的美女，对自己的容颜同样上心，调整了自己的工作节奏，规律了日常生活，也学会了做餐羹，不再喝酒，按时睡觉……并且坚持按摩三阴交。半年后，王美女的确比之前更显年轻漂亮了，举手投足间都透着一股自然的美丽和优雅。

女性的美，得自先天，也来源于后天的修养和补养。王美女天生丽质，但是后天不注重保养，同样会伤害美丽。"天下没有丑女人，只有懒女人"，这句话一点不假。想美的女性朋友们不妨也狠狠心，学学王美女。

在这里我们重点再说说三阴交补益气血、驻颜美容的作用。

有句话叫"常揉三阴交，终身不变老"。三阴交是一个多功能调节穴位，是脾、肝、肾三条经脉相交汇的穴位。可以说按一按此穴位，脾、肝、肾三者都受益。中医临床讲脾化生气血，统摄血液；肝藏血，肾精生气血。调理三阴交，就能增强肝、脾、肾的功能，使化生气血精微更充足，调节气血运行更顺畅，达到补益气血的目的。

女性只要气血生化有源，摄血功能正常，气血畅通，就有可能保持面色红润、白里透红、睡眠踏实、皮肤和肌肉不垮不松的状态，也不易得妇科病。而女性不得妇科病，"面子"问题（比如长斑、痘、皱纹等）的发生概率就会减少、延迟，所以调理三阴交，也间接地解决了"面子"问题。可以说，三阴交是女性朋友的"健康益友"，还是妇科病的"灵丹妙药"，是女人健康美丽的长生不老药。

"三阴交在哪儿呢？"三阴交穴在足内踝尖上3寸，先找到足内踝，就是足内踝部那块鼓起来的骨头，然后紧贴这个骨头，往上移出你的四根手指头的距离，对应的那个点就是三阴交穴。

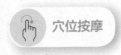

穴位按摩

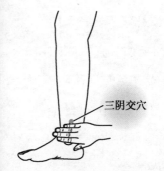

三阴交穴

每天用拇指或中指指端按揉三阴交穴，每次1～3分钟，天天坚持。过一两个月再看，会收获不错的保健效果。

按摩脾俞穴，缓解劳累，改善暗淡肤色

> 脸色不好看，要健脾，补益气血。因为脾为后天之本，气血生化之源，要想气血足，首先要健脾。脾俞穴是脾之背俞穴，常按摩可以温阳健脾、益气养血，可使女性拥有好面容。

女人如花，每个女人都是人世间的精灵，装点着生活、扮美着我们的世界。但是很多女性却不觉得自己是花，觉得自己不美，尤其是暗淡的肤色，让很多女性失去了花的娇艳、花的自信。现代女性比男性更累，是生活的多面手，面临着很大的压力，很多的亚健康问题，花容失色在所难免。

有很多女性朋友都会问"我的肤色为什么这么差？人家的怎么那么水灵！""我太丑了，肤色暗淡，没生气！""唉！五官标致有什么用啊？不如人家一白遮三丑！"其实，我们说女性的肤色暗淡，不管什么原因，都跟脾有些许干系。

肤色暗淡（脸色不好看）的女性朋友可以反思一下，你是否吃不下饭？你是否吃得过多？你是否喜欢肥甘厚腻的食物？你是否正在减肥，不吃饭？只要你反思一下自己的饮食状况，就一定能找到一个可能导致肤色暗淡的原因。因为，这都跟脾脱不了干系。

脾为后天之本，气血生化之源。主运化，统摄血液，为人体生长提供物质基础。脾之功能正常，则气血充沛，人就有精神，面色红润有光泽，身体健康，无病容。若脾虚化源不足，则血海空虚，人的面色自然苍白、晦暗、无光泽。女子以血为本，血源于水谷精微，而脾是水谷精微化生之源。要重视脾与女性生理的关系，脾好，气机调畅，且血海充足，血行正常，人就自然健康漂亮。

那么，对于健脾我们要怎么做呢？

首先，建议你要注意合理饮食。不管你之前的饮食状况是什么样的，从现在开始，坚持清淡饮食，食材选择多样化，荤素搭配最好以4∶6为主，烹饪方法以炒、炖、煮、蒸等为主，尽量少选择油炸、烧烤等烹饪方法。每餐八分饱，细嚼慢咽，因为细软的食物对脾胃保健很有益。尤其要注意把新鲜的蔬菜、水果加进日常的饮食中。也可以参考"中国居民膳食指南2016"来安排自己的一日三餐，如下图。

脸色不好看，要健脾，补益气血。
因为脾为后天之本，气血生化之源。

中国居民平衡膳食宝塔（2016）

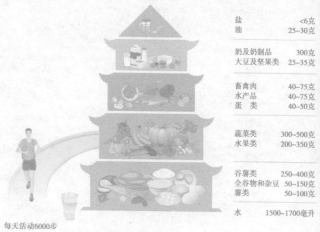

盐	<6克
油	25~30克
奶及奶制品	300克
大豆及坚果类	25~35克
畜禽肉	40~75克
水产品	40~75克
蛋 类	40~50克
蔬菜类	300~500克
水果类	200~350克
谷薯类	250~400克
全谷物和杂豆	50~150克
薯类	50~100克
水	1500~1700毫升

每天活动6000步

其次，我们还可以用一些简单的方法来健脾，如按摩背部的脾俞穴。

脾俞穴为脾之背俞穴，是脾气输注背部之处。经常按摩此穴，具有益气养血、温阳健脾、和胃降逆、祛湿利水、消食化滞等作用，可以说是健脾的第一要穴。即使不会配伍组穴，单按这一个穴位，也能起到很好的健脾作用。脾俞穴是治疗脾胃虚弱、气血不足的要穴。按揉后背的脾俞穴，可以缓解脾虚带来的诸多不适症状，给人体注入新的活力。尤其

是一些面色不好，又找不出具体病因的女性朋友，可以经常

按摩脾俞穴，会收到不错的效果。

　　脾俞穴位于第 11 胸椎棘突下，后正中线旁开 1.5 寸处。

如果自己不会选穴，可以找按摩师帮你标注好脾俞穴的位置，

方便以后自己按摩，也可以请按摩师和他人帮忙按摩。

 穴位按摩

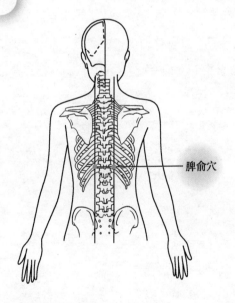

脾俞穴

脾俞穴为脾之背俞穴，是脾气输注背部之处。经常按
摩此穴，具有益气养血、温阳健脾、和胃降逆、祛湿
利水、消食化滞等作用，可以说是健脾的第一要穴。

具体按摩方法为：用指尖稍用些力按压背部两侧的脾俞穴，每次应持续 3～5 秒，每次每穴按揉 2～3 分钟，两侧脾俞穴同时按揉。然后将手按在腹部脾胃部位，从右到左、从左到右各平推 30 次；按摩的时候，手指、手掌要紧贴皮肤，注意力度不能过大。

如果请他人帮忙按摩，患者最好取坐位或俯卧位，施术者两手置于患者背部，双手拇指指腹分别按揉两侧脾俞穴。按揉的手法要有力度，但也要注意用力均匀、柔和、渗透，以局部有酸痛感为佳。按摩脾俞穴最好是早、晚各 1 次，每次每穴按揉 2～3 分钟，两侧脾俞穴同时按揉。

至于疗程，可以 10 天为 1 个疗程，也可以 3 天为 1 个疗程，3 天按摩完后，看看效果，可以停一两天，然后再进行按摩，可以长期间断性地操作。

此外，也有专家建议，每天晚上 20:00 按摩脾俞穴对保健更有意义。理由是这个时候运转了一天的"脾气"已经有些疲弱了，此时将废气排出，补充新气，一则可以缓解白天的劳累，二则可以为第二天蓄积力量。

另外，如果有条件对脾俞穴进行拔罐、艾灸也是可以的。自己操作的话，按摩就可以了，不但简单易行，还能取得同样的疗效。

按摩肺俞穴，
使你更年轻美丽

> 女子以血为本，血源于水谷精微，而水谷精微需上达于肺，才能化赤为血。肺主一身之气，气机调畅则血行正常，各脏腑功能如常。肺俞穴是调养肺的重要穴位，经常按摩肺俞穴，可以养肺，使人更年轻、美丽。

生活片段

来看一个例子，陈女士，29岁，据她所述，进了20岁以后，皮肤就越来越差，皮肤粗糙，毛孔粗大，晦暗，常生暗疮……并且身体也越来越胖，经常觉得累。不知道从什么时候开始，小陈经常咳嗽，还有些便秘，月经也不调。总之，29岁的小陈，完全没有20几岁年轻人的那种阳光。更让小陈郁闷的是，自己没有对象，家人也都很操心，这让小陈经常自怨自艾："唉！像我这么丑，没人要了！"

去年夏天，小陈可能是招了些风寒，咳嗽又犯了，并且大夏天的咳个没完，还有点胸闷气短，肚子也难受。同事看到小陈的情况，觉得不太妙，催促她赶紧去看医生。

小陈找到中医大夫，一番诊断后，小陈的病情基本被确定，是肺虚导致了一系列的不适症状，当然根源还是气血虚的问题。医生给小陈开了一些中成药，让小陈调理。小陈不明白，觉得肺怎么就引出了这么多的健康问题呢？

《黄帝内经》告诉我们"肺主皮毛"。"皮毛"包括皮肤、汗腺、毫毛等组织，是一身之表。有的姑娘毛孔粗大、皮肤粗糙，就有可能是肺出了问题。养肺会收到良好的防治效果。

另外，很多医生都很重视肺与女性疾病的关系，比如国医大师柴嵩岩在治疗诸多女性疾病的时候，就很重视肺与女性生理的关系。肺主一身之气，肺的功能正常，气机调畅，则血行正常，各脏腑功能如常。女子以血为本，血源于水谷精微，而水谷精微需上达于肺，才能化赤为血。正如《灵枢·营卫生会》中记载："……化其精微，上注于肺脉，乃化而为血，以奉生身。"所以，肺的功能一旦失调，女性经、带、胎、产诸病应运而生。像小陈月经不调这样的情况，辨证后是由肺虚引起的，就可以从肺进行调理了。

中医讲"肺与大肠相表里"，肺气不通，肺燥引发水气不能下行，大肠的水气运化功能丧失，大便就干结不通，造成排便时间长，或欲大便而排不出。这个时候，重要的是精准辨证，辨明白了，如果是肺的问题，养好肺，大便就痛快了。

小陈经常咳嗽，也与肺脱不了干系。咳嗽是肺虚的常见表现，所以小陈的问题，养肺是最好的疗疾之道。

前面说了，小陈在医生的建议下吃了中成药进行调理。另外，也可以配合穴位按摩的方法进行治疗。养肺的穴位有很多，比如肺经、大肠经、膀胱经以及手、足、头等部位的反射区等都可以经常按摩，也可以经常对一些重点穴位进行按摩刺激，比如肺俞穴。

肺俞穴属于足太阳膀胱经上的背俞穴之一。俞，意为"通输"，有转输经气运行之意。刺激肺俞穴能调补肺气，补虚清热，化痰止咳，调畅气血，可以明显改善肺功能，治疗呼吸系统疾病，并且能治疗一些皮肤疾病，还有助于一些妇科疾病的预防。对于咳嗽、气喘、潮热、盗汗、暗疮、便秘、月经不调等疾病，经常按摩肺俞穴，有很好的治疗效果。

具体做法是：自己按摩时正坐或站立，一手伸到肩背部，中指置于肺俞穴穴位上，用指腹垂直按揉穴位，按摩 1～3 分钟，以出现酸痛感为宜，每天早、晚各按摩 1 次。

如果是别人帮忙按摩，患者可以趴在床上，或坐着，施术者立于患者背后，找准肺俞穴的位置，用手指或者按摩棒

中医讲"肺与大肠相表里"，肺气不通，肺燥引发水气不能下行，大肠的水气运化功能丧失，大便就干结不通，造成排便时间长，或欲大便而排不出。这个时候，重要的是精准辨证，辨明白了，如果是肺的问题，养好肺，大便就痛快了。

等刺激肺俞穴，力度以患者感觉酸胀，能忍受为度，一天两次，每次1～3分钟为宜。

穴位按摩

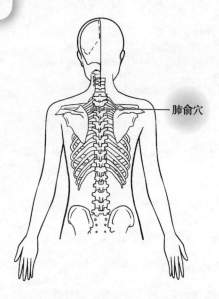

肺俞穴

肺俞穴的具体位置在背部，第3胸椎棘突下，后正中线旁开1.5寸。大椎穴往下3个椎骨，即第3胸椎，其下缘旁开约两横指（食指、中指）处，即为肺俞穴，也可以找按摩师帮你找好穴位，进行标注，方便后面找穴。

肺俞穴属于足太阳膀胱经上的背俞穴之一。
俞，意为"通输"，有转输经气运行之意。

别做"夜猫族"，"血债"需要觉来偿

> 熬夜最耗伤阴血，导致气血不佳，身体不好，百病丛生，衰老变丑。所以，睡好觉，可避免偿还"血债"。

现在有很多女性朋友经常熬夜。熬夜的危害是很大的，中医阴阳学说认为，昼为阳，夜为阴，阳主动，阴主静，即白天是人类工作学习、进行各种活动的时间，而夜晚是充分休息的时间。人应该顺应自然界的规律，这样才会健康，否则，自然的规律就会反作用于人体。说得严重一点，经常熬夜会导致阴血不足，气血不佳，身体不好，百病丛生，衰老变丑。

中医养生讲究睡"子时觉"，所谓子时，即23：00—01：00，此时人体阴气最盛，阳气衰弱，此时休息，最能养阴，并且还能助阳气生发，睡眠效果与质量较其他时刻有事半功倍的效果。

子时，胆经当令，胆经最旺，人在此时入眠，胆气生发起来，气以壮胆，邪不能侵。胆气旺，人体的免疫功能就会强。并且肝胆相通，睡好觉，胆气旺，肝不虚，肝胆可运行通畅，气血可循环正常，相应地人就越来越健康，也会越来越漂亮。反之，若熬夜，胆便得不到充分休息，会耗伤阴血，长期阴阳失调，气血两虚，就可能使得人百病丛生，气色越来越差，亚健康，甚至各种慢性病、癌症等也会接踵而来。

尤其要提醒大家的是，熬夜伤肝。肝藏血，熬夜时，肝得不到好的休息，肝藏血不足，肝阴不足，容易造成肝阳上亢，这也是很多人在熬夜后觉得头晕，耳朵嗡嗡响，眼睛发涩，甚至血压升高的原因。

肝肾同源，肝虚，则肾虚，所以熬夜也会使肾精亏虚，使人虚火上炎，影响健康。

另外，熬夜还伤脾胃，伤心。很多人熬夜时，可能有这种感受，肚子发胀，有饥饿感，还可能腹胀，或是爱放屁，或是胸口发闷疼痛……这些都是熬夜带来的副作用。熬一次夜对五脏六腑都有影响，但最大的伤害还是伤阴，伤气血。长期熬夜，会导致血虚、阴虚，使人体"血债"难偿，继而滋生出很多健康问题。

所以，子时前睡觉，子时达到深睡眠状态，是一个人应该有的睡眠习惯，也是养生的基本。别再当"夜猫族"，也别再以"夜生活"丰富、潇洒而自豪。

中医养生讲究睡"子时觉"，所谓子时，即 23：00—01：00，此时人体阴气最盛，阳气衰弱，此时休息，最能养阴，并且还能助阳气生发，睡眠效果与质量较其他时刻有事半功倍的效果。

　　不过，有些人因为工作的原因，可能不得不熬夜，那么该怎么办呢？

📓 记载

　　首先，一定要在白天睡个午觉。《黄帝内经》中记载："子时大睡，午时小憩"，此为子午觉入睡原则。所谓午时，就是指 11：00—13：00，这段时间为人体阳气最盛，阴气衰弱的时刻。午时小憩，对于养心大有好处。午时，心经当令，气血最为旺盛。若在此时睡个午觉，会使人一个下午都精力充沛。也就是说，你熬夜了，子时没睡成觉，那么，白天除了要补觉之外，记住，一定要睡个午觉。和大家分享一个国医大师柴嵩岩的养生小秘方。老师有时候坐诊看病人，能看到下午快上班都看不完，更谈不上吃午饭了。这时，她会找机会眯上一会儿，哪怕是 10 分钟也行，她说这样很解乏，比吃饭都管事。此外，午时为阴气初生之时，静有助于生阴，而阴养血，所以，午睡有助于养阴血。长期坚持午时小憩，养神、养气、养血、养筋，可使气血运行通畅，面色红润。所以，不管你子时睡没睡好，坚持午休，对因睡眠带来的耗伤气血的问题能起到调节作用，对健康非常有益。

　　中医养生学者，把睡"子午觉"称为"盗天地之生机"。

也就是说，睡子午觉是养生的精髓。对于女性朋友来说，睡好子午觉不仅是远离身体亚健康的有效措施，也是护肝、护胆、养神、养心、养气血的有效手段。所以说，坚持睡好子午觉，女性会越来越漂亮。

如果你的工作时间没有硬性规定，可以把工作时间从晚上调整到早上，也就是说，你在晚上 10 点前上床睡觉，早上 5 点起床工作，这样既可保证子时睡觉的时间，也不会耽误工作，工作效率还会提高。

当你晚上需要通宵时，记得为自己备一些汤水和水果。因为熬夜最伤身体，特别伤阴血，吃一些滋阴养血的食物，比如一壶枸菊茶、一碗桑葚粥……再配一些水果、蔬菜汁等，可以让熬夜的伤害降到最低。

另外，熬夜时，还要多做深呼吸。因为此时大脑需氧量会增大，所以做做深呼吸，或者在熬夜的空当练练瑜伽也可以，但前提是你要会瑜伽，有场地，有时间，如果没有，就做做深呼吸也可以。做深呼吸或瑜伽，可以调节脏腑深层次的气血运行，使身体更健康。

如果是偶尔一次或几次熬夜，可以通过补觉、饮食来调整，如果长期熬夜，就需要进行更深的调理了。

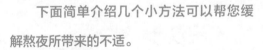

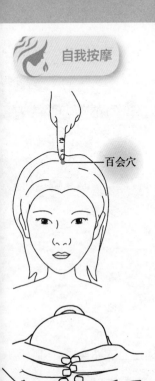

百会穴

●按摩百会穴

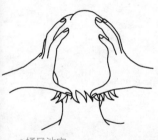

●揉风池穴

自我按摩

下面简单介绍几个小方法可以帮您缓解熬夜所带来的不适。

按摩百会穴。百会穴是百脉之会，善于调节所有阳脉的功能，按摩此穴，可有效增加大脑的血液供应，使精力快速恢复。百会穴位于前发际正中直上5寸，当两耳尖直上，头顶正中。按摩时，可以用两手抱着头，用指尖揉搓百会穴，每次3分钟，可随时做。

揉风池穴。对脑部、颈部疲劳的恢复非常有益。一般人熬夜后，感觉累得很，可按住风池穴所在的陷窝（在项部，当枕骨之下，胸锁乳突肌与斜方肌上端之间的凹陷处），坚持30秒至1分钟不动，然后缓慢地按揉此处，每次10分钟，可缓解疲劳，放松身心。

按摩中冲穴。 按摩中冲穴（手中指末节尖端中央）可排解体内的郁气，使气血畅通，是消除熬夜后头脑昏沉、头痛以及肝火上亢证的很好的辅助治疗方法，可不拘时间，随时操作。

穴位按摩

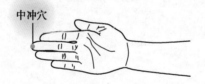

中冲穴

　　此外，熬夜后，用热水泡脚，搓足心的涌泉穴，可以引火下行，滋阴补肝肾，消除疲劳，长精神。

　　熬夜后，可以用按摩血海穴的方法，活血化瘀，滋阴补血，有助于缓解熬夜后亏欠的"血债"。血海穴在大腿内侧，髌底内侧端上2寸，屈膝时，当股四头肌内侧头的隆起处。按摩时，可以用指尖点按，每次3～5分钟，以穴位感觉酸胀为宜，不拘时操作。

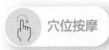

穴位按摩

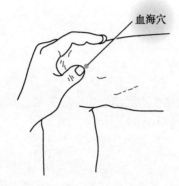

血海穴

另外，也可以按揉足三里、三阴交，同样也可以滋补气血，避免熬夜带来的"血虚"。

战国时名医文挚对齐威王说："我的养生之道是把睡眠放在头等位置。"睡眠是养生的第一大补，女性朋友要好好睡觉，避免熬夜伤气血。

嘴角翘翘，气血好，人漂亮

> 发自肺腑的真诚微笑，能改善脏腑功能，增智益脑，促进食欲，改善睡眠，加速血液流动，改善血液循环，是最简单、最便宜的气血养生法。

　　网上有一句话叫"从优雅到怨妇，只有半步距离"。大意说的是女性的优雅与情绪的关系，提醒女性朋友要修炼自己的情绪。

　　女人情感更丰富，所以女人相对于男人来说，更容易受到情绪的伤害。我认为，在现代社会，所谓"七情"致病因素对人体脏腑功能正常运转的影响程度，已大大甚于古代，从而成为诱发部分现代女性顽疾的重要诱因之一。国医大师柴嵩岩在临床治疗妇科疾病时，也常强调喜、怒、忧、思、悲、恐、惊之"七情"因素对疾病的影响。

记载

　　《黄帝内经·素问·举痛论》中记载："……百病生于气也，怒则气上，喜则气缓，悲则气消，恐则气下，寒则气收，炅则气泄，惊则气乱，劳则气耗，思则气结。"有因气而病者

调气
女人养好气血更年轻
养血

共九条，称为"九气之病"。情志活动以脏腑精气作为物质基础，情志的波动也能反作用于脏腑活动。中医认为，心主喜，肝主怒，脾主思，肺主悲，肾主恐。可见每一脏都是受相关的情绪影响的。

过喜的时候，就会心气涣散，神不守舍，表现出来的症状就是精神无法集中、心神恍惚、嬉笑癫狂。

怒伤肝，爱生气的人一般肝都不是很好。人在发怒时，会感觉胸膛发闷，像有什么东西堵住了一样，这都是暴怒伤"肝"的结果。如果一个人平时脸色青里带白，说明他的肝经已经受到损伤，很有可能患有肝病。

脾主思，爱操心的人胃口不好、消化不良、肚子胀满，这是情绪伤"脾"的结果。

悲悲切切的人，很容易伤肺，出现精神不振、面黄肌瘦、头发枯黄等现象。

胆小怕事的人最容易肾虚，有些人一旦遇到大事，比如赶个火车就害怕，火车来了，还要急着往厕所跑，这是因心里紧张导致"肾气失固，气泄于下"的缘故。

通常情况下，人们只关注身体上产生的实质性病痛，却

《黄帝内经·素问·举痛论》中记载："……百病生于气也，怒则气上，喜则气缓，悲则气消，恐则气下，寒则气收，炅则气泄，惊则气乱，劳则气耗，思则气结。"

忽视了情绪对脏腑、气血的影响。事实上，好情绪是养生的重点。而情绪中最利于养生的"灵丹妙药"则是笑。

只要你保持好情绪，每天笑一笑，就能充养气血，防治疾病。俗话说："笑一笑十年少，笑十笑百病消""一天笑三笑，胜吃神仙药""笑口常开，健康永在"。这些话虽然夸张，但却蕴含着一定的科学道理。

并且，"笑"历来被中医学视为保健养生的秘诀，被认为是与生俱来、不需花钱的最佳天然保健法。在很多养生功法里，都把笑纳入其中，微笑常作为调身的一项基本要求。有兴趣的不妨也学学，简单归纳一下，可以这样操作。

预备功：最好选择在早晨起床后，环境优美，人烟稀少的地方。喝杯温水滋润口腔喉咙，然后努力吐气，想象吐掉全身的浊气，直至不能吐为止，然后全身再吸入新鲜空气，同时身体不断放松。

主功：稍微提肛，对着树林、群山……发出笑声、吼声，把体内的浊气全部吐出去。进行三次以后，放松一会儿，让整个身心完全恢复平静。

接下来，再重新吸气，重新提肛，像刚才那样发出笑声、

"笑"历来被中医学视为保健养生的秘诀，被认为是与生俱来、不需花钱的最佳天然保健法。

吼声，让声音从腹部发出来。持续这个状态，直到没有力气为止。笑时要有种意念，就是把所有的烦恼都笑出去了。然后放松片刻，自然呼吸几分钟。再开始大笑，从脚底开始，意念经过两脚的关节、两腿、臀部，到达两手、胸部、头顶，想象着全身每一个细胞、每一块肌肉、每一根神经都在大笑。最后，放松整个身体，缓慢地呼吸，再喝一杯温水，最后"收功"。

临床研究表明，发自肺腑的真诚笑声，能降低血压，改善心功能，增智益脑，促进食欲，改善睡眠，加速血液流动，增强心血管功能，改善血液循环。这是最简单、最便宜的气血养生法。

把心放开，从容对待，笑容自然会爬到你脸上来。当笑成为习惯时，不但能愉悦身心、释放压力，还能愈病疗疾。这么好的养生秘诀，快快修炼吧！

当笑成为习惯时，不但能愉悦身心、释放压力，还能愈病疗疾。这么好的养生秘诀，快快修炼吧！

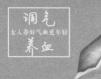

女人不可百日无糖，最廉价的补血剂

> 女性产后，或平常月经不调，或是有贫血等症状，都可以用红糖来补益。红糖含有丰富的钙、铁等营养物质，可以补血、活血、通瘀，是女性补益气血不可忽视的甜蜜食物。

红糖大家并不陌生，尤其对于女性来说，红糖甚至是生活的必备品。长久以来，在很多地方，民间都有这样的习俗，谁家媳妇要生孩子了，交好的邻居都会准备好一些红糖送过去，给产妇补身子。在过去，由于生活条件有限，红糖几乎是唯一能表达心意也送得起的物品。可恰恰是这唯一的物品，却也是产妇最需要的东西。

中医认为，妇女产后身体多瘀（循环不畅），且八脉空虚，每致腹痛。凡偏瘀者，医生常处以生化汤、失笑散或金铃子散，并嘱在药煎好后以红糖调服，目的就是利用红糖"通瘀"或"排恶露"的作用而达到止痛的效果。

记载

李时珍撰著的《本草纲目》中"砂糖"条下记载：砂糖"和脾缓肝""补血、活血，通瘀以及排恶露"。孕妇产后失血多，体力和能量消耗大，在产后的 7 ~ 10 天中若每天喝一些红糖水，能补充能量，增加血容量，有利于产后体力的恢复，且对产后子宫的收缩、恢复，排出恶露以及乳汁分泌等也有明显的促进作用。

红糖水对女性月经顺畅也有帮助。来月经时，如果每天中午、下午喝一杯红糖水，对缓解月经期腹痛、月经不畅等症状有益。从中医角度来说，红糖水有温补的功效。特别是女性朋友在经期，由于不通则痛，服用红糖水，可活血化瘀，有效减轻痛经所带来的疼痛。另外，月经期，是机体抵抗力相对较弱的时候，红糖水可以提高机体的抵抗力和御寒能力。经后若感觉精神差，气色不好，可以在每天中午餐前，喝一杯红糖水。月经期间，不适症状较重时，则可在晚餐前再加饮一杯，持续1周即可得到改善。如果月经量过大的话，建议在经期结束后再服用。

另外，有中气不足、食欲缺乏、营养不良等问题的女性朋友，平日可适量饮用红糖水。

对老年体弱，特别是大病初愈的人，红糖亦有极佳的疗虚进补作用。老年人适量吃些红糖还能活血散瘀，利肠通便，缓肝明目。

红糖所含有的葡萄糖释放能量快，吸收利用率高，可以快速补充体力。所以，女性朋友劳累后、饥饿时，喝杯红糖水，可以改善血糖，补充体力。

不过红糖虽好，但最好别选择晚上临睡前喝，因为红糖水糖分非常高，容易导致肥胖，并且对血糖控制不利。

将红糖煮成红糖水喝比直接吃或泡水喝更容易吸收其中的营养成分，且更加具有补中益气、健脾、暖胃的功效。红糖水是早期最常见又实用的红糖养生饮品。

红糖与姜汁共煮，在现实生活中用得比较多，可以缓解痛经及其他月经病，有补中、补血的效果，能缓解腹胀、腰酸症状，也能预防感冒、宫寒及其他寒证、闭证等。

除了饮用之外，红糖也能外用，也可同样发挥排毒滋润的功效。当秋冬季节皮肤因寒冷干燥而瘙痒，可用红糖水洗擦、清洁，能有效地减轻干痒的感觉。女性朋友学会这些小偏方，便能将红糖运用到养生、保健的多种层面中去。

红糖还可以被制作成面膜，运用到美容中去。制作方法：取红糖3大茶匙，隔水加热融化，成黏稠的糖胶状（变成半液体、半固体的状态），关火。等糖胶冷却后，均匀地、厚厚地涂在洗净的脸上，敷20分钟左右清洗掉。每周使用2次，能美白、祛斑。

将红糖煮成红糖水喝比直接吃或泡水喝更容易吸收其中的营养成分，且更加具有补中益气、健脾、暖胃的功效，红糖水是早期最常见又实用的红糖养生饮品。

民间有句话叫"女子不可百日无糖"，这个糖指的就是红糖。了解了红糖的作用后，女性朋友不妨在你的保健品中加入一份红糖，经常喝一喝，抹一抹，你会收到惊喜的保养效果。

女人不可百日无糖，最廉价的补血剂

防治气血虚，常吃乌骨鸡

> 中医认为，乌鸡有滋补肝肾、益气补血、滋阴清热、调经活血、补中止痛、止崩治带等功效。对女性的气虚、血虚、脾虚、肾虚、肝虚等证以及更年期综合征等尤为有效。防治气血虚，女性可常吃乌骨鸡。

曾经看过这样一段话："孔雀张开五彩斑斓的羽毛，风采胜过一切，但对一个需要营养的人来说，所有的美丽不及一只丑陋的乌鸡来得更实在。"

的确如此，乌鸡是"黑了心"的宝贝，营养价值非常高。这种鸡非常常见，价格可能略高一点，但是一般人都是能接受的。有些农村家庭，还养有很多乌鸡，可卖、可食。乌鸡是很著名的补益食疗药膳珍品。

乌鸡，不仅是营养界的宠儿，也是中医养生界的宠儿。很多中医药膳中都有乌鸡，并且中医还将乌鸡视为妇科良药，单方、验方很多，多入复方制剂，如著名的乌鸡白凤丸、白凤片等，就是以乌鸡为主药的妇科良药，对妇科百病，如虚劳、气血亏虚、赤白带下等症都有益。很多女性朋友有这样

中医认为，乌鸡有滋补肝肾、益气补血、滋阴清热、调经活血、补中止痛、止崩治带等功效。

的感觉，因妇科病去医院，医生会给不同的病人都开乌鸡白凤丸，因为这药的确是"女科圣宝"，对女性的养生、防病、疗疾都有益。

记载

乌鸡性平、味甘，归肝、胃经。有补肝肾、益气血、调月经等功效。《本草纲目》中记载：乌鸡，补虚强身，治消渴、妇人病。乌鸡和乌鸡类方药多治疗由气血两亏引起的身体瘦弱、腰痿腿软、阴虚盗汗、经血不调、子宫虚寒、行经腹痛、崩漏带下、产后失血过多、头晕昏迷等症。现代主要用于治疗女性更年期综合征、人工流产后综合征、青春期经期紊乱、功能失调性子宫出血、卵巢功能早衰、慢性盆腔炎、附件炎、不孕症、迁延性肝炎、早期肝硬化、男性性功能障碍、慢性血液病、慢性骨髓炎以及习惯性流产等。民间将乌鸡炖煮熬汤，用于产后或病后虚弱时，增强抵抗力，加快体力恢复。对赤白带下、遗精白浊、脾胃虚弱、风湿足痛等症亦有效。

乌鸡富含蛋白质、B 族维生素、18 种氨基酸及 18 种微量元素，而且铁元素含量也比普通鸡高很多，所以血虚的人多吃

很多中医药膳中都有乌鸡，并且中医还将乌鸡视为妇科良药，单方、验方很多，多入复方制剂，如著名的乌鸡白凤丸、白凤片等，就是以乌鸡为主药的妇科良药，对妇科百病，如虚劳、气血亏虚、赤白带下等症都有益。

乌鸡，可起到很好的补血作用。另外，食用乌鸡可增强脏腑的生理功能、延缓衰老、强筋健骨，调节人体免疫功能，是补虚劳、养身体的上好佳品。《本草再新》中记载："乌鸡，可平肝祛风，除烦热，益肾养阴"。可见乌鸡对于肝肾阴虚有很好的调理作用，特别是对血虚、阴虚、肝虚、肾虚等有调理作用。这些虚证一调，女性自然美丽健康。

乌鸡的吃法很多，但多选择煲汤。这里我们也来教大家两道既美味又有良好补血效果的乌鸡料理。气血虚的女性，可以多选择食用。

 当归党参炖乌鸡汤

材料：乌鸡1只，当归、党参各15克，葱、姜、料酒、精盐各适量。

制作方法：将当归、党参分别洗净；将乌鸡内脏除去，把当归、党参、葱、姜、料酒、精盐放入乌鸡腹内，将乌鸡放入锅内，加适量水，置大火上烧沸，之后改用小火炖至乌鸡肉熟烂。吃乌鸡肉，喝汤。

养生功效：本品具有益气养血、补虚强身的功效，适用于血虚体弱、气虚乏力、四肢困倦、脾虚食少等症。

乌鸡大枣粥

材料：乌鸡肉150克，大枣10～15枚，大米100克，精盐适量。

制作方法：将乌鸡肉洗净，切成碎末；大枣、大米洗净。将乌鸡肉与大枣、大米一同放入锅中，加入适量清水，上大火烧开，之后改用小火熬成粥，调入少许精盐即成。每日早、晚温服。

养生功效：本粥具有养血止血、健脾补中的功效。适用于气血津液不足、营卫不和、心悸怔忡、脾虚便溏、产后或久病血虚体弱等症。

个人也可以根据自己的喜好来制作美味，但是要注意乌鸡也不是人人、时时适宜，感冒发热、咳嗽痰多或湿热内蕴而见食少、腹胀者以及有急性菌痢、肠炎者忌食。此外，体胖、患严重皮肤疾病者也不宜食用。选择食用前，请遵医嘱。

《本草纲目》中记载：乌鸡，补虚强身，治消渴、妇人病。

大枣茶，补血不可忽略的美味小茶点

> 李时珍在《本草纲目》中记载："枣味甘、性温，能补中益气、养血生津，用于治疗'脾虚弱、食少便溏、气血亏虚'等疾病。"所以吃枣补血，非常正确。

我的老师、国医大师柴嵩岩喜欢吃枣。她为数不多的几种零食中，大枣是必备的。受她的影响，她的学生、同事，有不少人也把大枣随身携带，既在休闲时满足口欲，也能补益气血。

大枣营养丰富，含有丰富的营养物质和多种微量元素。大枣含有的维生素C比苹果、梨、葡萄、桃、山楂、柑、橘、橙、柠檬等水果均高，还含有维生素P、维生素A、B族维生素和黄酮类物质环磷酸腺苷、环磷酸鸟苷等，并且所富含的钙和铁也是水果中的佼佼者，所以大枣又有"天然补血丸"的美誉。

大枣可健脾胃，脾是气血生化之源。把脾胃养好了，女人自然气血充盈。

另外，大枣还是提高免疫功能、抗衰老、美容颜、改善身体虚弱、抗击癌症等疾病的明星。药理研究发现，大枣能对女性躁郁症、哭泣不安、心神不宁等，用大枣和甘草、小麦熬煎"甘麦大枣汤"，可起到养血安神、疏肝解郁的功效。

促进白细胞的生成，提高血清白蛋白，有效增强免疫功能。中医认为，大枣可以提升身体的元气，增强免疫功能。现代药理研究发现，大枣能使血液含氧量增加，滋养全身细胞，是一种药力缓和的强壮剂。

记载

据《黄帝内经》《本草纲目》中记载：枣具有养肾益气、补血养颜、补肝降压、安神壮阳、治虚劳损等功效。临床用于脾胃虚弱、食少便溏、气血亏虚，身体虚弱、神经衰弱、脾胃不和、消化不良、劳伤咳嗽、贫血消瘦等疾病的治疗。适合不同的人群吃，保健效果也很好，比如：产妇食用大枣，能补中益气、养血安神，加速机体复原；老年体弱者食用大枣，能增强体质，延缓衰老；一些从事脑力劳动的人及神经衰弱者，用大枣煮汤代茶，能安心守神，增进食欲。

大枣的食用方法有很多，蒸、炖、煨、煮均可。最常用的方法是将大枣煎水服用，这样既不会影响保肝的药效，也可以避免生吃所引起的腹泻。将10～30克大枣洗净，并用小刀在其表皮划出几刀来帮助养分溢出，然后加适量水煮1小时左右即可。这也是大枣茶的基本做法。也可以在粥里加入大枣，做成大枣粥食用。另外，将大枣加工制作成大枣莲子汤、大枣花生汤等也是比较常见的食用方法。

不过，大枣虽好，但吃多了会引起胀气，造成便秘等，因此应注意控制食量。此外，大枣糖分丰富，尤其是制成零食的大枣，不适合糖尿病患者吃，以免血糖增高。

将大枣在铁锅中炒黑来吃或泡水喝，可以补血，还可以安神。尤其是在夏季酷暑难熬时，很多女性最容易心烦，常吃点儿大枣或是用炒过的大枣来泡水喝，就可以缓解难耐的心烦。

对女性躁郁症、哭泣不安、心神不宁等，用大枣和甘草、小麦熬煎"甘麦大枣汤"，可起到养血安神、疏肝解郁的功效，用量可以咨询当地的中医师。大枣还可以抗过敏、除腥臭怪味、益智健脑、增强食欲。总之，大枣是补气养血的圣品，同时又物美价廉，老百姓无需购买昂贵的补品，善用大枣即可达到养生保健的目的。

阿胶，
女人补血的"奇兵"

> 阿胶是补血圣药。服用阿胶，可加速血液中红细胞和血红蛋白的生成，并有显著的止血作用，对慢性疾病的调理、各种贫血及慢性出血、改善体质及健康长寿、美容养颜等均有良好的作用。

阿胶是大家公认的高档滋补品，是补血界的"奇兵"。自古以来，关于阿胶的传说有很多。最有名的则是杨贵妃暗服阿胶不肯道的典故，还有慈禧终身服用阿胶的典故。

白居易在《长恨歌》中赞杨贵妃"春寒赐浴华清池，温泉水滑洗凝脂"。世人由此知道了杨贵妃的皮肤细腻、滑如凝脂。但却不了解皮肤为什么这样细嫩滑腻。唐代诗人肖行澡做了这样的揣测："铅华洗尽依丰盈，雨落荷叶珠难停，暗服阿胶不肯道，却说生来为君容。"形容杨贵妃即使卸妆后仍很漂亮，皮肤细腻的连水都落不住，都是服用阿胶的缘故。

这个典故虽说是臆测，但却折射出唐代人即懂得服用阿胶来美容养生的事实。

还有另外一个慈禧与阿胶的故事。慈禧身为懿贵妃时，患有气血亏虚证且久治不愈，后经御医诊治，服用阿胶调经补血，不仅病症全消，还珠胎暗结，生下了同治皇帝。从此，慈禧对阿胶情有独钟，终身服用。

　　可见，阿胶对于女性是多么的"神奇"。中医认为，阿胶为滋阴补血止血良药，亦为妇科之要药。服用阿胶，可加速血液中红细胞和血红蛋白的生成，并有显著的止血作用，对慢性病的调理、各种贫血及慢性出血、改善体质及健康长寿等均有良好作用。并能通过补血起到滋润皮肤的作用，有利于皮肤保健。服用阿胶后，会使脸色红润，肌肤细嫩有光泽，并能调经保胎，增强体质，增强机体免疫功能，改善睡眠，健脑益智，延缓衰老，男女老少均可服用。因而阿胶被历代医家视为补虚、养血及治疗各种出血证的必备良药，尤其对某些妇科病有特别的疗效。女性朋友可以适量选择阿胶来补益。

　　有些人可能觉得，阿胶虽好，但食用方法却很麻烦。其实不难，最简单的就是，将阿胶块砸碎，每次取 5～10 克，放入碗中，加入适量开水，至阿胶溶化为止，再加入白砂糖

中医认为，阿胶为滋阴补血止血良药，亦为妇科之要药。

（冰糖或红糖也可）或蜂蜜，搅拌均匀即可服用。适用于缺铁性及营养性贫血、失血过多、久病耗血、月经量多、月经不调等病症的调理。

另外，也可以将阿胶煮成阿胶粥服食。这个也很简单，可以根据个人食量，选用大米或小米 50～100 克，阿胶 10 克，冰糖 30 克，煮成稀粥服食。常食用可养血益肾，强身健体，延年益寿，美肤养颜。

想用阿胶制作成复杂一点的粥羹也是可以的。取阿胶 250 克砸碎后，加入黄酒 250 毫升中浸泡 2 天，再加入冰糖、清水适量，蒸 1～2 小时，加入炒香、捣碎的黑芝麻、核桃仁搅拌均匀，再蒸片刻即成。每天早、晚各服用 1 匙，开水冲饮，或调入稀粥中服食。可补血益肾，益智乌发，养颜益寿，润肠通便。

如果大家喜欢，可以多尝试其他的食用方法。但是需要提醒的是，阿胶虽好，在选择和食用时，也要注意一些细节。阿胶属于滋补品，性偏于黏腻，对于消化不良，平素脾胃虚弱者，服用时要特别注意。为避免影响消化吸收，可配合服用调理脾胃的药，这个建议咨询中医师，以促进阿胶的消化

阿胶，女性补血的『奇兵』

服用阿胶后，会使脸色红润，肌肤细嫩有光泽，并能调经保胎，增强体质，增强机体免疫功能，改善睡眠，健脑益智，延缓衰老，男女老少均可服用。

吸收。阿胶作汤剂时，宜热饮，不要凉服；用阿胶作膏剂时，宜用沸水化开食用；阿胶作丸剂时，用温酒或温开水送下，宜在空腹时服用阿胶，服用后不要马上吃冷饮冷食，且不要吃不易消化的食物。

在患有感冒、咳嗽、腹泻等疾病或月经来潮（治疗月经病时除外）时，应停服阿胶，待病愈或经停后再继续服用。服用阿胶期间还需忌口，如生冷食物、萝卜、浓茶等。要掌握好阿胶的服用剂量，剂量适当，可防止阿胶碍胃滞脾，阿胶用量可以根据不同情况区别对待，一般每日量以 3～10 克为宜，可遵医嘱。

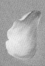

第 二 章

百 病 生 于 气 ，
养 好 气 女 人 不 易 病

老百姓常说一句话："人活一口气"。这口气的本原就是真气。生命由气而生，生命结束时，也宣告后天元气的消亡。"百病生于气"，所以治疗疾病时，要从人的先天之气，后天之气，五脏之气，六腑之气，四时之气……入手，调好气，人就不易生病，即使生了病，调好气也会很快痊愈。所以，女性朋友养生，也要注意调气，调好气，正气存内，邪不可干，气血充盈，五脏六腑平安，人就不易生病。

气乃生存之本，
健康之基

> "人活一口气""百病生于气"，气是构成人体和维持人体生命活动的基本物质。如果气出现了问题，比如气生成不足，气机出了问题，气的功能出了问题，人就会生病。所以，气是女性的健康之基，要倍加养护。

中医学认为，气是构成人体和维持人体生命活动的基本物质。如果气的生成不足或消耗太过，就会形成机体功能低下的气虚病理状态。"百病生于气"，女性的很多疾病及身体亚健康状态都可能跟气有关。

气是具有很强活力的精微物质，通过运动不息而激发和调控机体的新陈代谢，推动人体的生命活动。气的运动一旦停止，人体生命活动即刻终止。也就是说"人活一口气"，而死亡就是"气"的终止，也是生命的终止。

中医学将气的运动称为"气机"，其运动形式有升、降、出、入四种。一方面，升与降、出与入，以及升降与出入之间相互制约、相互促进，保持着协调状态。另一方面，虽然某一脏腑从局部生理特点来讲有着升降出入的侧重，但从整体生理活动来讲，升、降、出、入之间必须协调平衡。只有这样，人体气的运动才能正常，各脏腑的生理功能才能正常发挥。因此，气的升、降、出、入的协调平衡是保证生命活动正常进行的重要环节。

气的运动畅通无阻，升、降、出、入之间协调平衡，称为"气机调畅"。气的运动受阻不畅，或升、降、出、入之间失去协调平衡，称为"气机失调"，包括气滞、气逆、气陷、气闭、气脱五种类型。

气滞，指气的运行受阻，局部阻滞不通。对于女性来说，是一种很常见的病证，如我们经常说的肝气郁结、气滞胃痛、肺气壅滞等，都是气滞的表现。尤其是肝气郁结，女性比较常见，多表现为胸胁部、乳房部、少腹部胀满或胀痛等。

气逆，指气上升太过或下降不及。这个也不难理解，比如咳嗽、打嗝、胸闷等，都可能是气逆的表现。气逆过于严重，甚至会导致死亡，比如我们听说过的那些被"气死"的人，就是肝气上逆太过，血随气逆上冲，导致急性脑血管意外而死亡。所以，女性朋友们要注意，气大伤身，千万别生气，要注意"顺气"，常按摩、适度运动、控制情绪，注意三餐均衡，有病早防早治等，都可以防止气逆。

气陷，从字面上理解就是指气的上升不足，主要表现为气升举无力而下陷，常由气虚发展而来。临床最常见的为内脏下垂，发展到这种情况，已经是很严重了。常见的还有脾气下陷，也称中气下陷，症状常见头晕目眩、耳鸣耳聋、腹胀便溏，或久泻不止，或内脏下垂。气陷也是气病中很常见的一种，可防可治。

气闭，指气不能外达而郁结闭塞于内。多因风、火、痰、瘀之邪气壅盛，气机逆乱，阴阳乖戾，闭塞清窍而导致九窍闭塞不通，出现以神昏、突然昏厥、牙关紧闭、两手握固、二便不通为主症的证候，多与情志刺激有关。

气脱，指气不内守，大量外溢，导致全身功能突然衰竭的病理变化。多因感受邪气太重或慢性疾病、长期消耗，或大出血、大汗、剧烈呕吐导致。临床表现多见面色苍白、冷汗淋漓、目闭口开、身体瘫软、手撒肢冷、大小便失禁等。

由上面的症状我们可以看到，其实我们身体上的某些疾病，无论严重与否，都能从气的病因方面找到答案。

另外，还可以从气的生理功能方面来看气与健康的关系，比如气有推动作用、防御作用、温煦作用、固摄作用、气化作用、营养作用等。

气的推动作用可影响精、血、津液的生成、运行、输布及代谢。

气的防御作用减弱，人防御外邪入侵的功能就减弱，人也就容易生病。

气的温煦作用减弱，就不能营养和温煦肌肤、皮毛、脏腑，人就易生寒病，并且抵抗力也会降低。

气的固摄作用减弱，就会对人体的血、津液等物质没有了固护作用，从而导致气不摄血，出现血证；气不摄津，出现自汗、多尿、小便失禁、流涎、腹泻等；气不固精，引起滑精、早泄等。气的固摄作用还体现在女性的孕产方面，比如气的固摄作用可表现在对孕妇腹中胚胎、胎儿的固护作用，防止胎元不固导致先兆流产或习惯性流产等。

气的气化作用是指通过气的运动而产生的各种变化。也就是说，气化的本质就是通过气的运动，引起体内精、气、血、津液等物质的新陈代谢及相互之间的转化，是物质转化和能量转化的过程，因而也是生命活动的本质所在。

气的营养作用是指气能为机体各脏腑组织提供营养物质，来维持机体的正常生理功能。如脾胃运化产生的水谷精微之气，在肺中气化为营气、卫气及宗气。营气是化生血液的基本物质，对人体有着重要的营养作用。卫气对肌肉、筋骨、

皮肤及腠理起着温养作用。通过经络之气，输送精微物质，

营养脏腑经络等。

　　总而言之，气是人的生存之本，也是人的健康之基。养

好气，才能健康、平安一生，所以要对气的养护重视起来。

气乃生存之本，健康之基

修养身心，可防"气病"

> 良好的心态，是养生的至高境界，也是调畅气机的最佳方式之一。七情六欲会伤人，女性朋友要修炼自己的个性和心态，保持心态平和，让真气渐充渐长，顺畅充盈，就能防病、抗衰。

生活中我们很多人都听过不少人被气病了、人被气死了、人被喜死了的故事和案例。其实，这些事儿，确是能真实发生的。我们先来看一个故事。

历史典故 相传南宋后期，金兀术借奸臣秦桧之手以"莫须有"的罪名处死了大元帅岳飞，最终夺得大宋江山。

不过金兀术对岳飞也是惺惺相惜。有一次，金兀术路过杭州，竟阴错阳差地跑去岳坟祀拜。就在金兀术在岳飞坟前顶礼膜拜时，忽然被一人重重地骑在身上压制在地，动弹不得。

金兀术大惊，也大怒，但因受人制于地无法施展功力，只好回头看是谁，一看更气，原来压在身上的人竟是自己的手下败将、岳飞的帐前先锋牛皋。

无巧不成书。牛皋每年都要来祭拜岳飞，恰好今天偶遇金兀术，仇人相见，分外眼红。牛皋也是奋力一战，将金兀术死死地制于地上。虽然金兀术武功了得，远在牛皋之上，但因被反制于地面施展不得，又气又急，恼羞成怒，百感交集，结果肝气上逆，血随气涌，气血冲顶，灵魂出窍，一命呜呼！

牛皋见金兀术一命呜呼，压抑心头多年的国仇家恨一并暴发，很是兴奋，很是得意，忘形大笑……结果喜极生变，心气涣散，魂飞九霄，也追随岳元帅而去了！

这两个人，一喜一悲，结果都丢了性命。原因就是"气"所使然。这虽然是个传说，从医学的角度来看，确是有可能发生的。

所以，良好的心态，是养生的至高境界，也是调畅气机的最佳方式之一。这也应了中医的那句话："精神内守，病安从来！"道理何在？人的心态好，则七情六欲平和，身体气机顺畅，人就不易生病，也不会因为情绪过激而损害身体。

良好的心态，是养生的至高境界，也是调畅气机的最佳方式之一。

并且气是细微的，无处不到的，就像阳光一样，会扫去所有的阴霾障碍，全身的经络、关节会随气之所到变得畅通，即使有隐藏的疾病，也会在不知不觉中祛除，疾病也就无从发生了。这也就是为什么得了重病的人，比如癌症，会在好情绪、好心态的呵护下，逐渐向愈。

因此，女性朋友要知道，气为人身之至宝，为一生盛衰之本。人自出生后从父母那里获得的先天真元，随着年龄的增长逐渐消耗，如得不到有效的滋养、补充，离衰老和疾病就不远了。如果再加上悲观的心态，坏情绪的损耗，不生病才怪。因此，我们要喜好修行，培养积极乐观的心态。

 记载

《黄帝内经·素问·阴阳应象大论》中记载："是以圣人为无为之事，乐恬淡之能，从欲快志于虚无之守，故寿命无穷，与天地终，此圣人之治身也。"意思是：圣人做的是顺应自然的事，喜欢的是恬淡的生活状态，在无欲无求的境界中自在得意，所以能够尽享其天年之岁，这就是圣人养生长寿的方法。

不过，在现代社会中，各种压力往往导致人们难以像圣人一样顺应自然，保持恬淡的好心态，但是我们可以尽量做到以下几点。

培养良好的性格和心态，首先应该认识到不良性格和心态对身心健康的危害，从小处着手，从现在着手，从具体事情做起，发现让自己纠结的、难过的、担忧的……负面情绪和心态时，就积极地来调整，通过一点一滴美好的行为，逐步塑造健康的人格和心态。

同时，还应该正确地处理待人接物事宜，正确地认知自己与家人、朋友及同事等。在看待问题及分析事物时，目标远大、心胸开阔、大度处事，不要斤斤计较和钻牛角尖。

要勇于寻求"心理平衡"，做到遇事戒怒、戒忧、戒躁等。随着社会的发展，人们面对的竞争越来越大，长期处在高节奏竞争的环境中，非常容易产生焦虑、心理疲劳，甚至神经质等现象。要避免这些不良因素的影响，首先应该培养顽强的毅力。毅力是一种持久的坚强意志，是精神健康的有力保证。同时，要有良好的心理承受能力，学会自我调节，坦然面对一个一个的挑战，做到胜不骄，败不馁，得不喜，失不忧……更不必要为一些琐事而烦恼。

《黄帝内经·素问·阴阳应象大论》中记载："是以圣人为无为之事，乐恬淡之能，从欲快志于虚无之守，故寿命无穷，与天地终，此圣人之治身也。"

另外，要消除妒忌心态，培养正确的人生价值观和拼搏精神，摆脱一切不良情绪，发挥自己的长处与优势。如果长期拥有好心态，真气渐充渐长，顺畅充盈，就能将身体气机中的一切"不顺畅""亏虚"都恢复正常，久而久之，我们就会越活越健康，又怎么会很快衰老、轻易患病呢？

百草之王人参，
养气首选

> 人参是百草之王，是养气的"药中之王"。人参能大补元气，为治虚劳第一要药。人参于女性，真的是"超级保健品"，尤其是气虚的女性，可以选择人参来保健。

如果你问久居东北地区，尤其是长白山附近的满族同胞，"奥尔厚达"是什么？他们一定会告诉你那是"百草之王"——人参。"奥尔厚"是满语中草类的总称，而"达"是首领、头人的意思。"奥尔厚达"即是"百草之王"。

人参是养气的"药中之王"。自古我国就有一碗人参汤可以起死回生的说法。人参能大补元气，拯危救脱，为治虚劳第一要药。适用于因大汗、大泻、大失血或大病、久病所致元气虚极欲脱、气短神疲、脉微欲绝的重危证候。中医认为，元气是人体内最根本、最重要的气，元气不足则机体虚弱，四肢无力，甚至虚脱休克，均可急用本品一味煎服，如独参汤（《景岳全书》）。古人常用大剂量人参（30～50克）治疗气虚休克的患者，可取得很好的效果，称其有"起死回生"之效。人参的医疗价值是不可低估的，历来受到人们的重视，被看作是药材中的珍品。

中医称人参是"扶正固本"药。临床常用来治疗气虚欲脱、脉微欲绝、脾虚倦怠乏力、食欲不振、呕吐、腹泻、肺虚气短、咳嗽、喘促、体虚多汗、气虚伤津、口渴、消渴、失眠多梦、惊悸健忘、血虚萎黄、肾虚阳痿、尿频及一切气血津液不足之证。

记载　《本草纲目》中记载：人参可"治男妇一切虚证，发热自汗，眩晕头痛，反胃吐食……滑泻久痢，小便频数，淋沥，劳倦内伤，中风，中暑，痿痹，吐血，嗽血，下血，血淋，血崩，胎前产后诸病"。

从上述中医临床经验来说，人参对于女性，真的是"超级保健品"，尤其是对于气虚和患有特殊疾病的女性患者，可以选择人参来保健治疗。

如果是气虚患者，或是体质虚弱、四肢无力、精神疲倦、心悸气短、少气懒言等症状者，可以每日服1～2克人参滋补身体，有较好的治疗效果。可以煎汤，也可以入肴，加入汤、粥中。

人参是百草之王，是养气的"药中之王"，
人参能大补元气，为治虚劳第一要药。

至于其他一些病证，则可以在请教医生辨证之后，根据病情来确定用含有人参的药方，比如大补元气，可用《景岳全书》中的保元汤，药用人参、甘草、肉桂和黄芪等；益气生血，可用《景岳全书》中的两仪膏，药用人参、熟地黄熬膏，二药一个益气，一个补血，相辅相成，相得益彰，具有较好的益气生血作用。还有很多可以用人参来补气的药方，需要辨证施治，这里不再赘述，女性朋友可以根据自己的病情，求医选择。

国内、外学者研究证实，人参具有防止细胞衰老的功效。它具有促进核糖核酸、脱氧核糖核酸及蛋白质合成的作用，能增强机体的免疫功能，提高机体的代谢水平，对于抵抗衰老、提高免疫功能以及解疲乏等也有益。所以，人参可以纳入对症者的日常保健行列。并且由于现在人工种养的"园参"比较多，人参已经不是以前只有达官贵人们才能买得起的"奢侈品"。在对症的情况下，大家都可以用人参来补益，尤其是气虚的女子，辨证后，可适量选择人参补益。

不过，需要提醒的是，人参虽然是一种防治疾病、增进健康的珍贵药物，但它绝不是包治百病的妙药，更不是让人

女性当中，如果是气虚患者，或是体质虚弱、四肢无力、精神疲倦、心悸气短、少气懒言等症状者，可以每日服1～2克人参滋补身体，有较好的治疗效果。可以煎汤，也可以入肴，加入汤、粥中。

长生不老的仙丹。临床上人参虽然通常被作为滋补强壮剂来使用，但也并不是任何人、任何状态下都可以使用的。有些人或某些患者服用人参，非但毫无益处，而且会因此使病情恶化，影响健康，甚至中毒。比如高血压患者，不适当地服用人参，容易引起脑出血。感冒、发热的时候服用人参，可能会使病情加重。健康人长期连续服用人参，也可能产生头痛、心悸、失眠、血压波动等不良症状，影响人体的正常功能。

服用人参剂量过大，还会造成人参中毒，发生出血、眩晕、发热等症状，严重的会使心肌麻痹，危及生命。服用多少人参会发生中毒现象，这要看人的体质如何。身体虚弱的人一次口服15克人参，即可能有出血现象发生。服用人参以后，如果出现闭气、胸闷、腹胀现象，便可能是中毒的开始。严重的会出现呼吸次数减少、惊厥等。人参虽好，会用才是王道，需要遵医嘱选择补益。

黄芪、党参益气，令你神采飞扬

> 党参、黄芪，是益气良药，经常搭配组对，入药方和食疗中。女性益气补虚，可以选择将黄芪、党参入肴，对一切气虚证、气机病，都有调理作用。

对女人来讲，赞美什么都没有说一句"你的气色真好！"来得实在、妥帖，不招人反感。的确是这样，"气色"是一个可以通用的赞美措词，也是一个反映身体状态良好的赞美词，不管美丑，不管老少，只要夸一句"气色好"，被夸的人自然"神采飞扬"。尤其是一些患者，你夸他气色好，甚至可以给他战胜疾病的信心。

气色好，从某个方面说明身体正气充足，气血正常。气足、血旺，气血运行顺畅，人就会神采飞扬、生机勃勃，有生命力。相反的，气色不好的人，可能身体出现了问题，尤其在气的方面，有可能气虚了、气郁了、气滞了等。就好比一个气球，气足的话，球就饱满、圆润、灵动；而气不足了，球就瘪了，皱巴巴的。所以，女人养生要注意养气。

女人养气，重在益气。益气是中医采用的一种补益气虚

气色好，从某个方面说明身体正气充足，气血正常。气足、血旺，气血运行顺畅，人就会神采飞扬、生机勃勃，有生命力！

的治病方法。益气兼补气血，也益气机。很多时候，我们说治疗气血之病，其实就是在益气。临床益气多适用于说话没劲儿，轻声轻气，说话一快或动一动就上气不接下气；体倦乏力，慵懒，易出虚汗；抵抗力差，易感冒且不易痊愈等症。像贫血、气虚，内伤劳倦或久病虚羸、气短懒言、面色苍白、神疲无力、形体消瘦等情况，都可以用益气的方法来治疗。

如果你有上述一种或几种症状，那么你有可能是气虚了，或者气机出现了问题，需要去医院找中医大夫诊治一番了。当然若还有其他的不舒服，就更要去看医生了。中医讲究辨证施治，在这里我们不再一一列举有关气的种种病症，而是从保健角度来讲，当你的气出现问题了，该怎么办？那就需要益气了。为什么说益，而不是补，因为益气含有补气，还包括调理气机。益比补更广泛，更合理。

中医"益气"，有很多有效的药材和方子值得推荐。黄芪和党参是益气界的"元老"，也是非常容易得到和使用简单的益气药。对于要益气的女性来说，选择黄芪和党参来入肴，能达到事半功倍的效果。

我们先来了解一下黄芪和党参的功效。

黄芪味甘，性微温，益气补虚，补肺气，益胃气；助气

壮筋骨，长肉补血；治五劳虚弱羸瘦，虚喘，肾虚耳聋，虚
劳自汗。

📖 记载

元·朱震亨曾说："黄芪，补元气，肥白而多汗者为宜；
若面黑形实而瘦者，服之令人胸满。"

黄芪可以补益脾肺之气，若脾肺气虚，出现少气乏力、
食纳不佳者可服用。实践证明，体形肥胖却时而体倦、气短、
乏力、易出汗的人，经常服用黄芪，其强壮之功力妙不可言。

党参性平，味甘，归脾、肺经。主要功效补脾益肺、养
血生津。多用于脾肺气虚、气血两虚、气津两伤等证。平素
倦怠乏力，精神不振，语音低沉，自觉气短，稍一活动就喘
促的肺气虚弱者和脾胃气虚、四肢无力、食欲缺乏、大便稀
溏者，宜使用党参。

从上述内容我们可以归纳一下，能使用黄芪和党参来益
气的患者有：一切气虚患者，尤其是脾气虚（容易疲倦、精
神不振、饭量很少，觉得什么食物都不对胃口、吃不下去，
喜欢喝热饮，大便稀溏，脉搏散大而无力），肺气虚（虚喘、
气短，稍一活动就喘促），气血虚（贫血等）等患者，对症者
可以多选择。

下面我们来学一道黄芪和党参入肴的美食——党参黄芪排骨汤。

 党参黄芪排骨汤

配方：猪排骨500克，党参、黄芪各15克，葱、姜、盐各适量。

制作方法：将猪排骨洗净，剁成块，沸水中焯去血污。然后将排骨和党参、黄芪一同倒入大碗中，加入水、葱、姜、盐调匀，放入蒸笼里蒸2小时即可食用。也可以将所有食材一同放入砂锅，再加适量的沸水，大火煮沸，转小火炖1小时即可食用。

养生功效：补气血，健脾胃，益肺，增强体力。适用于脾胃气虚所致的慢性胃炎患者，带下病，肺气虚所致的咳嗽、喘息以及倦怠、贫血等患者也可食用。女性产后、病后，可以多选择此汤补益。女性健康人群服食，有助于增强体力，防治气虚，尤其是劳累过后，食用此汤，补益效果更佳。

萝卜顺气消积，
好处真不少

" 　　临床经验证明，萝卜消积滞、化痰热、下气宽中，可用于食积胀满等症。所以，萝卜有消积导滞、顺气的作用，简简单单的一道萝卜菜、萝卜饭，就可能解决胸腹气机大问题。

　　国医大师柴嵩岩爱吃萝卜，生熟均可。她的理由是：萝卜顺气、益气。行医者，久坐，要想气顺，肠胃舒服，可以多吃萝卜。这是柴师养生的小妙招，周围的人多效仿。

生活片段

　　前一段时间，小刘经常觉得肚子发胀，嗳气，没食欲。后来跟别人聊天，谈及自己的身体情况，被告知："回家吃点萝卜，顺顺气，就好了！"小刘回家照办，每天都要吃两顿萝卜，炒食，做汤，配菜。过了1周左右，小刘真的觉得舒服多了。这是因为萝卜有宽胸膈、顺气、消积、化滞的作用。

记载

　　《名医别录》中对萝卜有记载：萝卜性凉，味辛甘，入肺、胃二经，可消积滞、化痰热、下气贯中、解毒，用于食积胀满、痰咳失音、吐血、衄血、消渴、痢疾、头痛、小便不利等症。记得小时候，一吃多了，家里的长辈们就建议："弄点萝卜给娃娃吃，助消化、顺气！"或者不想吃东西了，长辈们也建议："做点萝卜干饭给娃娃吃，保证下顿吃三大碗！"有的人吃完萝卜爱放屁，别人会调侃："萝卜吃多了吧！"（因为萝卜顺气、下气，所以吃完萝卜爱放屁，也很正常。）明白了萝卜消积导滞、顺气的作用，简简单单的一道萝卜菜、萝卜饭就能解决胸腹气机大问题。

现在的人，生活水平提高了，食物的选择也多了，总是追求舌尖上的味道，很容易让人吃多，吃油大了，吃积滞了……结果，肚子难受了，堵、胀、呕、闷……一样不差地来了。这是因为吃得不合适，伤着脾胃了，导致身体气机虚弱，运化不足，或是滞住了，不顺畅了，人就难受了。这时吃点萝卜，即可下气消谷，顺顺气，宽宽胸膈，利利大、小便，去去寒湿，人就舒服了，健康了。

另外，还有些人，咳嗽了、气喘了、胸闷了……尤其是感受外邪之后，导致感冒了，咳嗽了，或是久病之后导致胸闷气短、咳喘等病症，这时候，吃点萝卜，理理肺气，宽宽胸膈，化痰生津，人也就不难受了。这还是萝卜顺气的作用

《名医别录》中对萝卜有记载：萝卜性凉味辛甘，入肺、胃二经，可消积滞、化痰热、下气宽中、解毒，用于食积胀满、痰咳失音、吐血、衄血、消渴、痢疾、头痛、小便不利等症。

帮了大忙。

说了这么多，就是告诉你萝卜可以顺气。常吃萝卜，气顺，胸腹不闷不胀，人安康。尤其是女子，吃萝卜不仅能顺气，还能减肥美容。在《食疗本草》中称萝卜"利五脏，轻身，令人白净肌细"。所以，女人的福音来了，多吃萝卜吧！经济实惠，一举多得。明代李时珍对萝卜更是极力推崇，主张每餐必食，他在《本草纲目》中记载：萝卜乃蔬中最有益者。大家可能也听过"常吃萝卜常喝茶，气得大夫满地爬。"可见萝卜功效不凡，必须请上餐桌。

萝卜虽好，但是要怎么吃才好呢？教给你一些食用萝卜的小常识。

萝卜熟吃、生吃有差别。①生萝卜具有生津止渴、清热解毒、下气、消食等功效。将萝卜洗净切丝凉拌，或切成小块榨汁食用，可治疗口干、口渴、咽喉肿痛等症。②熟萝卜的主要功效是下气消积、止咳化痰。将萝卜煮粥食用或做萝卜面疙瘩汤食用，可治疗食积所致的脘腹胀满；用萝卜加冰糖炖食，可治疗邪热壅肺的咳嗽痰黄。唐·萧炳在《四声本草》中记载："凡人饮食过度，生嚼（萝卜）咽之便消。"另外，

吃萝卜不仅能顺气，还能减肥美容。在《食疗本草》中称萝卜"利五脏，轻身，令人白净肌细"。所以，女人的福音来了，多吃萝卜吧！

吃萝卜时，再搭配一些行气的药食，效果更好，如常与山楂、神曲、陈皮等同用，治食积气滞所致的脘腹胀满或疼痛、嗳气吞酸等。

介绍一道非常有效的顺气、理气的萝卜药膳——萝卜陈皮汤，供大家顺气消食时参考。

萝卜陈皮汤

配方：白萝卜250克，猪瘦肉50克，陈皮粉20克，精盐、味精、油适量。

制作方法：白萝卜洗争，去皮，切薄片，猪瘦肉洗净切片。坐一锅水，放入白萝卜，大火煮开，放入肉片，待肉片熟，萝卜软烂，放入陈皮粉，调入精盐、味精、油适量即可。

养生功效：顺气消食，促进食欲。对消化不良、腹胀嗳气者尤为适宜。

健康人吃萝卜没什么讲究，可以每天或隔天吃100～150克，吃时尽量细嚼慢咽，吃后半小时内暂停进食其他食物。据报道，这一吃法已经在国内某些癌症高发地区得以倡导和推广，而且有人提倡在食用烧烤食品（易产生亚硝胺等致癌物质）时，最好多吃萝卜。

记载

另外，有句谚语值得借鉴。金元时代名医李东垣在《用药法象》中记载："俗言'上床萝卜下床姜'，姜能开胃，萝卜消食也。"中医认为，"胃不和则卧不安"，上床前吃点萝卜可帮助消化，顺气，促使"胃和"。气顺从而夜间"卧安"，一觉睡到大天亮，有利于增进身心健康。每晚睡觉前吃30克萝卜，能消食化积，延年益寿。

很多人可能也听过这样一句话："吃人参不能吃萝卜"，因为人参补气，萝卜下气、行气、顺气，所以使人参的补气效果被抵消，此为搭配禁忌。除了人参，萝卜还不能与其他一些补气药物搭配，比如党参、西洋参、地黄、何首乌等。

虽然萝卜备受人们的青睐，但并非适合每一个人。脾虚者应少吃，由于萝卜有下气和消滞的作用，因此对于脾胃虚弱（表现为胃纳不佳、大便溏泻），且没有积滞的人，不宜食用萝卜，以免加重脾胃虚弱的程度。

金元时代名医李东垣在《用药法象》中记载：俗言"上床萝卜下床姜'，姜能开胃，萝卜消食也。"

动静相宜，自然有令人艳羡的精气神儿

> 久坐伤肉，也伤气。如果长期、过度地坐卧，会使人气血不畅，导致诸多疾病。迫不得已，需要"久坐"的人，要学会多运动，对健康有益。

很久很久以前，我们的老祖宗们就明白视、卧、坐、立、行是人生命活动的五种体态，有静有动，有劳有逸。在《黄帝内经·素问·宣明五气》中还有这样的提示："久视伤血，久卧伤气，久坐伤肉，久立伤骨，久行伤筋。"提示生命活动既不能过静过逸，也不能过动过劳。过静过逸，即久卧、久坐，则气血不流通，会伤及人身；过动过劳，久视、久立、久行，超出了人体的正常调节和耐受范围，亦会损伤人体。所以，要动静合适，才更有益身体健康。

生活片段　　来看一个例子。小齐，文字编辑，她的工作就是"坐着"，一年 365 天，除了节假日，她每天都要坐 10 小时以上。一开始，小齐对坐着特反感，因为坐不住，坐得腰酸、背痛、屁股痛，腿脚发麻，反正哪儿都不舒服。后来，小齐似乎慢慢地适应了每天坐着。可是，入职三五年后，小齐却越来越没了生气，一天到晚总觉得累得很，精神委靡，不想吃东西，胸闷气短，也不愿意跟人沟通。周围的朋友一看见小齐就说她变了，原来阳光的女孩不见了，现在一脸的"老气横秋"。小齐也在怀疑："我是不是生病了？"去医院检查，没有器质性的毛病。这让小齐很奇怪：自己这是怎么了？然后又看了中医，找出了小齐的症结所在。

　　小齐很大的一个问题就是：天天坐着，久坐伤肉，也伤气。身体在活动后，适当的静坐休息和睡眠可以养气，有助于及时消除人体疲劳，恢复旺盛的体力与脑力。但如果长期、过度地坐卧，会使人气血不畅，一方面会直接使人体气血津液运行淤滞，肢体肌肉失其所养，甚至出现肌肉萎缩、肌力减退等症，像上面小齐感觉腰酸、背痛、屁股痛、腿脚发麻等就是这一原因的体现。中医讲痛则不通，久坐使一些部位气血瘀滞，就会痛。另一方面会影响脾胃运化，长久坐着，胸腹一团"死气"，气血运行不畅，人就会感觉闷胀，并且气机不畅，也会诱发脾胃运化失常、肝胃不和等证，使人不思饮食，腹痛腹胀。脾胃的气机一旦出了问题，气血津液生化无源，进而出现气虚等全身症状，治疗会更棘手，严重

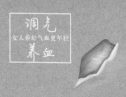

的甚至会发生癌症。要知道，很多癌症的诱因，就是气血"瘀滞"。

如果久坐引起气血运行不畅，也会引发心肺功能减弱，导致易患感冒、气管炎等疾病。久坐不动的人，由于气血运行不畅，中枢神经系统的养料和氧气的供应也不那么充分，易引起头昏脑涨和疲劳，同时脑力活动紧张，精神不能放松，易引起高血压和神经衰弱症。

所以，久坐伤气，危害巨大，影响深远，甚至会过早死。要想健康、长寿，有精气神儿，就要注意"动养与静养"相结合。

现代人工作、学习都很忙，很多人迫不得已要"久坐"。这个时候，需要我们自己来调节，在工作、学习中要合理安排时间休息或活动，尽量做到劳逸结合、张弛有度。具体可以参考下面的方法来进行。

调畅气机的坐位运动

呼吸按摩操：坐在椅子上，双手交叠贴腹。吸气，挺胸，直背，用力往前挺出上半身，使肚子挺出一个幅度，身体微微后仰。然后吐气，缩胸，弯腰，双手用力往腹部压，重复5次。调畅气机，健脾胃，防止久坐气郁气滞等。

保健按摩操：坐在椅子上，双手手掌置于腹部中心位置，然后两手交叉搓腹部，稍稍用力，坚持 5 分钟，可畅通腹部气机，增强脏腑功能，助消化，促进排便，延年益寿，一举多得。

腹式呼吸：无论是吸还是呼，都要尽量达到"极限"量。吸气时，肚皮胀起；呼气时，肚皮缩紧。即吸到不能再吸，呼到不能再呼为度。同理，腹部也要相应收缩与胀大到极点。处于坐姿时，呼气的时间应是吸气时间的 2 倍。正常的胸式呼吸一次约 5 秒；而腹式呼吸，一次为 10 ～ 15 秒。运用腹式呼吸法的好处是，腹内有胃、脾、肝、胆、大肠、小肠等主要消化器官，采用腹式呼吸时，随着腹肌的起伏运动，胃和肠的活动量就会增大，消化功能也将得到增强，从而使人体对养分的吸收更加充分，对糟粕的排泄更加彻底，减少疾病的发生，还能瘦身，紧致肌肤。对于哮喘、支气管炎、高血压、心脏病、头痛、忧郁症、便秘等病症，都会有一定程度的减轻。

行走：坚持有规律地步行可以益气，活化人体气血，使人神清气爽，身体无恙。更重要的是坚持，长年累月地行走，就是最简单有效的益气运动。

　　所以，只有动静结合，才能把人的精神、形体、气息三者能动地结合起来，全面调整机体的功能平衡发展，从而达到健康长寿的目的。中国有句俗语，叫作："流水不腐，户枢不蠹"，意思就是经常流动的水，就不会腐烂发臭，经常转动的门轴，就不会被虫蚀。比喻人体保持运动，就可以保持健康。所以，迫不得已，需要"久坐"的朋友们，多学学上面的运动方式，可以促进气血运行，避免久坐伤气。

有气无力，
喝喝"三味补气茶"

> 有气无力是气虚的表现。三味补气茶，重在健脾补气，强身强精神。对于气虚无力，爱生病的人来说，常喝三味补气茶，可以收获健康、美丽。

莎士比亚说："女人啊，你的名字叫弱者。"相比于男性，女性朋友总给人一种弱质纤纤的感觉，而形容女性朋友时，人们也常常用柔弱等词语，这也难怪莎士比亚会说女人叫弱者了。古往今来，我们总把柔弱的女子当作一种美，其实这可能是一种病态。如果你周围有这样的女子，纤纤细步、娇喘吁吁、低声细语……那么，这"淑女特征"是刻意做出来的还好，若是天生如此，则说明她气虚，身体内各个组织的气不足，所以"慢动作""小动作"就多。这样的女性即使是窈窕淑女也不可羡慕，因为她们不健康，浑身无力，发挥不出蓬勃朝气的状态，是一种病态。再者，这种女性朋友，也许年轻时是美人，但年近中年时，很容易变得容颜尽失、干瘦，生活中这样的例子并不少见。因此，女人要想留住青春，留住美，就必须使自己的气血充盈起来。

来看一个例子：王女士，年近50岁，身瘦体弱，总是给人一副病恹恹、有气无力的样子。年轻的时候，王女士绝对是一淑女，但是她自己知道，平时怕寒，怕风，老爱感冒。据她讲，40岁简直就是身体健康的分水岭。以前虽然说体质虚弱，倒也没现在这么麻烦。40岁以后，每年去做体检，总会查出一些问题。平常生点小病，就拖拖拉拉，总不见好。药没少吃，就是没有精气神儿！

今年入夏后，天气比较炎热，大家都在吹空调，吹电扇，可王女士从来不敢吹电扇，更不敢吹空调。女儿放假回来，由于和女儿亲密，晚上和女儿挤在一张床上。夜晚睡觉时，女儿要开空调，当妈的也拗不过，陪着女儿享受了一晚上的清凉，结果第二天早上起床就感冒了。

来看病时，王女士除了感冒症状外，还有呼吸短促、神疲肢倦、言语音低、懒于行动等情况，而且还是她老公给背进医院的。一番诊治后，确定为气虚，卫气不固，再加上感受风邪，导致了感冒。用玉屏风散加减治疗，调理两个疗程之后，王女士的感冒好了。鉴于其他的身体症状，之后，又采用四君子汤加减，继续补益，重在补中气、助健运，升提中气。再之后，又用补中益气汤加减，调理2个月后，王女士人比以前有精神多了，子宫下垂、脱肛、有气无力的毛病也好多了，感冒间隔的时间也更长了。

之后，为了增强体质，医生建议王女士可以经常遵医嘱服用玉屏风颗粒来预防感冒，并且注意加强营养，适度运动。多吃一些补益气血的食物，如参类、黄芪、甘草等入肴。

俗话说"人过四十天过午"。也就是说，人到中年，身体的各项健康指标都开始走下坡路了，体力也不好了，消化功能差了，身体免疫功能下降了，病也多了起来……而且人当中年，要面临着事业和家庭的双重压力，事务也最为繁多，人也最劳累。所以，凡是七情和外邪等刺激，均能影响到人体气的变化，甚至发生病变。如果你平常爱感冒，易疲倦，有气无力，可以通过补气先调理一下。或者找医生看看，如果属于气虚的情况，可以选择一些能补中益气、健脾补胃、提高自身免疫功能的食材来入肴和泡茶喝，比如黄芪、山药、

女人要想留住青春，留住美，就必须使自己的气血充盈起来。

党参、甘草等都很不错，尤其是在换季的时候可以多泡茶饮。

爱喝茶的朋友，还可以试试"三味补气茶"。

三味补气茶

配方：大枣3枚，淮山药片10克，饴糖10克。

制作方法：将大枣洗净，掰开，淮山药片洗净，同大枣一起放入杯中，加入饴糖，冲入沸水，泡15分钟即可饮用。

还有一种制作方法，用新鲜的淮山药50克，去皮，洗净，放入水中，加入大枣（最好掰开）3枚，加入1 000毫升水，大火煮沸，转小火煮15分钟即可关火，盛入杯中，放温后，加入10克饴糖，当茶饮。

此茶汤适宜每日频繁饮用，空腹饮用效果尤佳。应在当日将瓶内的药茶饮完。如有剩余，隔日不宜再用。

此茶方滋补气血，常饮可达到平衡气血的作用，使其更加通畅充盈，继而维护身体健康。

山药，是滋养健身的上品，《神农本草经》中记载：山药"补中，益气力，长肌肉，久服耳目聪明。"对久病虚弱者尤为显著，妇女产后食用可早日恢复健康。有些体质虚弱的人在感冒痊愈后，仍然会有乏力、精神倦怠、食欲不佳等表现，这个时候就应该选用一些具有平补作用的食物进补。山药"不燥不腻"，可以说是平补的最好选择，体质虚弱的人在感冒及其他疾病痊愈后不妨多服用山药。

大枣，为脾之果，《神农本草经》中记载：大枣"补少气、少津液，身中不足。"凡是久虚劳损，五脏不足的病症，皆可用大枣来补益。百病生于气，百病受损到最后，没有不殃及脾胃的，而脾胃强大起来，就会惠益于机体。所以，常吃大枣，健脾气，脾好了，气足了，再大的健康麻烦也好解决。

饴糖，《本草求真》中记载："饴糖即属谷麦所造，凡脾虚而肺不润者，用此气味甘缓，以补脾气之不足。"《黄帝内经》中记载："脾欲缓，急食甘以缓之……"而脾主大腹，大腹拘急疼痛，是不能松缓之象。用饴糖、大枣、甘草之品，能够甘以缓中。本茶饮中加入饴糖也重在补脾益气，纠虚强身。

中医认为，"气者，人之根本也"。故饮补气药茶，虽有日常之损耗，却不失人之根本也。所以，健康的人，气虚的人，都可以喝喝这碗"三味补气茶"，药食同源，性平香甜，是补气扶正、强人精神的美味茶饮。

有气无力是气虚的表现。三味补气茶，重在健脾补气，强身强精神。对于气虚无力、爱生病的人来说，常喝三味补气茶，可以收获健康、美丽。

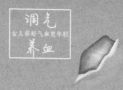

"参杞缓压茶"，忙碌女性的保护神

> 人参和枸杞子，都是补元气、扶正气、改善气虚问题的小帮手，也是解压、强精神的良药。所以，把"参杞缓压茶"列入日常保健中，是忙碌女性不可轻视的养生小茶方。

撑起半边天的女性，如今在职场中也发挥着举足轻重的作用。在二三十年以前，人们还把打拼、奔波之类的事情归于男性，那个年代里，压力还只是男性的事情。但是，现在越来越多的女性也承受着很大的压力。不管是每天盯着电脑屏幕的人，还是在工厂做工的人，很多人因为工作忙、压力大，吃饭没有规律，时间长了，就导致了气血不足。再加上来自各个方面的压力，尤其是女性从性格来讲，更容易"小心眼"一些，一点儿小事很可能就会让心情抑郁不舒。中医认为，气引领血液循环，气不舒，血液就会瘀滞，气血瘀滞，身体各脏器无法正常得到营养补给，最终耗损的还是元气。

所以我们说，相对男性来说，女性更容易元气不足。而元气不足，衰老就悄悄来了。因此，如果女性想要留住青春，留住美丽容颜，日常还要养好元气，缓解压力，补气益气很重要。

人参和枸杞子，都是补元气、扶正气、改善气虚问题的小帮手，也是解压、强精神的良药。所以，把"参杞缓压茶"列入日常保健中，是忙碌女性不可轻视的养生小茶方。

生活片段

来看一个例子：小于，办公室一族，常常在公司一坐就是几个小时，甚至是十几个小时。这种工作方式很容易让人感到疲劳，出现困倦乏力、无精打采的状态，但你要问她哪里不舒服，又说不上来。小于最为明显的症状为：疲劳，肤色晦暗，常觉得喘不过气来，胸腹两胁等地方隐隐作痛。

穴位按摩

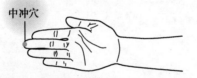

中冲穴

对于这种因为劳累所致的疲劳、困倦状态，可以用一个神奇的中医穴位来应急，即中冲穴。

中冲穴位于手中指末节尖端中央，刺激该穴可以帮助女性朋友缓解压力，振奋精神，消除疲劳。尤其是在工作倦意特浓时，先用左手揉捏右手的中冲穴1分钟，再用右手揉捏左手的中冲穴1分钟，可以起到很好的提神、解乏、缓压作用。经常在上班期间感到疲劳乏力的你，不妨现在就动手试着揉捏一下两个手指上的中冲穴，效果应该会不错。

另外，此穴还是心脏病的急救要穴，诸如心律不齐、心慌等，都可以找此穴帮忙，但是按摩中冲穴只是应急。平常想要缓解职场压力和忙碌带来的不适，也可以喝一杯"参杞缓压茶"来调节。

参杞缓压茶

配方：生晒参或野山参9～12克，枸杞子5克。

制作方法：将人参和枸杞子，放入杯中，加入沸水，晃动杯子，1分钟后倒掉，视为洗茶。之后，再往茶杯中注入沸水，焖泡15分钟即可饮用。

养生功效：补元气，缓压，强心安神，缓解疲劳。

记载

茶方中的人参是百草之王，为古今重要的营养补剂。我国现存最早的中药著作《神农本草经》中记载："人参，补五脏、安精神、定魂魄、止惊悸、除邪气，明目，开心益智，久服轻身延年。"从这些功效方面来讲，人参解压、抗疲劳是无可置疑的。几千年来，人参（人参食品）以其神奇的功效，运用极其广泛，除了一般体虚劳伤，还用于治疗其他多种疾病，如用于治疗精神神经系统、消化系统、心血管系统、内分泌与代谢系统及生殖系统多种病症，均取得满意疗效。

从药理研究方面得知，人参对高级神经活动的兴奋和抑制过程均有增强作用，对人的记忆力有增强作用，能提高学习、工作的反应能力，可以使思想更集中。并且人参皂苷还能增强辨别力、分析力及判断力，对人的大脑与神经系统有着良好的改善作用。

人参皂苷可促进组织对糖的利用，加速糖的氧化分解以供给机体充分的能量。在应激条件下则相对抑制糖原分解，可有效地利用脂肪酸为能量来源，起到节省肌糖原的作用。动物实验表明，人参能够使运动时的动物更有效地利用脂肪酸作为能量来源，减少糖酵解和乳酸的堆积，这对增强耐力及抗疲劳十分有利。

疲劳是人体一种复杂的生理现象，是多因素综合作用的结果。随着人们对疲劳研究的不断深入，人参抗疲劳作用的机制将不断被揭示，在临床的应用也将有广阔的发展前景。

茶方中的枸杞子，能够促进血液循环，防止动脉硬化，还可预防肝脏内脂肪的囤积；另外，枸杞子所含有的各种维生素、氨基酸及亚麻油酸，更可以促进体内的新陈代谢，也能够防止老化，缓解疲劳。

所以，参杞缓压茶，是职场女性抗疲劳、缓解压力的好帮手，女性朋友不妨常备、常饮。

"乌龙降脂饮"益气血，
健康减肥

> 选用乌龙茶，以及一些益气补血且又减脂的药材和食材配伍，可以益气血，健康减肥。

在这个崇尚美的时代，人们把瘦看成了健康、美丽……多方面的标志，所以人人都在努力减出一个"好身材"，尤其是女性，更追求形体美，在这个过程中，绝大多数女性会通过减肥的方法来达到形体美的效果。如果减肥方法得当，不仅能够达到瘦身塑形的效果，还不会损耗元气；但如果减肥方法不当，不但瘦身塑形的效果难达到，就连元气也跟着耗损。

减肥本就是一个大难题，不少人在减肥的道路上苦苦挣扎，甚至不惜一切代价。有很多人想通过饥饿节食达到减肥的目的，这种减肥方法，体重可能下降，但是体形却未必能得到改善。因为减肥要减的是体内的脂肪，而饥饿节食减肥方式更多地是造成了肌肉中蛋白质的分解，对身体内的脂肪并没有太大作用。更重要的是，这种节食的减肥方法，因为不能摄入身体所需的足量营养物质，最终会导致身体营养不良，让多个脏器功能下降，致使人体的基础代谢率降低，活动力明显下降，而这种表现就是大家俗称的"伤了元气"。

正常情况下，人体处于一种相对平衡的状态中，节食减肥无疑让身体遭受了一场大动乱，而在这个过程中，身体就会调动元气，以使机体各项功能保持正常。如此不仅伤了元气，更容易让内外病邪趁机而来，然后继续耗损元气……

保持苗条的身材，这几乎是每个女性都向往的，但是往往就有很多让人堵心的事发生。比如，明明已经很控制食量了，每顿吃得已经很少了，每天的活动也一切如常，但还是发现体重在不断增加。就算每天加强运动，还是无济于事。如今，不管是成人，还是少儿，肥胖趋势越来越严重。中医学对肥胖的认识源远流长，早在 2000 年前的《黄帝内经》中就有"肥贵人"的说法，并认为肥胖属于"膏粱之疾"，多因为饮食不节、贪食生冷、嗜饮酒水等，伤了脾气，导致脾阳不振，运化功能失常，气化不利，由此水湿聚集体内，肥胖就形成了。

而从西医学的角度来说，肥胖的形成，与平时高热量、高脂肪饮食以及经常饮用糖化饮料等有关，经常食用这些食品会使身体营养过剩，再加上活动量过少，又长时间坐着，慢慢地肥胖就形成了，有些人因为遗传的原因也会导致肥胖。

　　不过从根本上来讲，中医认为"百病生于气"，肥胖的形成则是源于元气亏虚。《医林改错》中有这样一句话："食由胃入肠，全仗元气蒸化，元气足则食易化，元气虚则食难化。"食物在胃肠中的消化与吸收，还有赖于元气的作用，如果元气充盛，食物就容易被消化吸收，如果元气虚弱，食物就难以消化。正常情况下，人一过了 50 岁就会发福，也就是发胖，这就是元气开始衰败的标志。此时元气已经无力助益食物消化，也不能将丰富的水谷精微物质全部转化，此时已经摄入体内的食物，只被消化成半成品，进而转化为痰等废物堆积在体内，又不能被顺利排出，于是就显出了一种虚假的营养过剩态——气虚肥胖。

　　气虚肥胖有一些显著的特点：臃肿凸显，大腹便便，步履缓慢，全身疲乏无力，手不能提，肩不能挑，站一会儿就想坐，坐一会儿又想躺卧下来，精神倦怠。如果你属于肥胖者，且具备这些特点，那么很明显，你元气不足了。此时，如果你还像一些小姑娘一样通过节食减肥，那么得到的结果

从根本上来讲，中医认为"百病生于气"，肥胖的形成则是源于元气亏虚。《医林改错》中有这样一句话："食由胃入肠，全仗元气蒸化，元气足则食易化，元气虚则食难化。"

恐怕是越节食越肥胖，而且还会更加疲乏无力，因为这样做的后果只会让元气更为虚弱。

对于元气不足诱发的肥胖，我们特别推荐"乌龙降脂饮"来益气血，健康减肥。

 乌龙降脂饮

配方：乌龙茶10克，冬瓜皮10克，山楂10克，莲子10克，薏苡仁30克，淮山药20克。

制作方法：将以上各味，同入锅中，加适量水，泡30分钟，然后用大火煮开，再转小火煮20分钟，滤出汤汁，当茶饮。每日1剂，分多次饮用。

养生功效：健脾、益气、活血、降脂，非常适合气血亏虚、瘀滞，一切气血失调所致的肥胖者食用。

乌龙茶，是一种半发酵茶，几乎不含维生素 C，却富含铁、钙等矿物质，含有促进消化酶分泌和分解脂肪的成分，可抑制脂肪的吸收，并使多余的糖分难以转化成脂肪。

莲子，善于补五脏不足，通利十二经脉气血，使气血畅通，具有补脾、益肺、养心、益肾和固肠等作用。对于体虚所致的肥胖有扶正气、除湿、气化的作用，是老少皆宜的滋补品。对于久病、产后或年老体虚者，更是营养佳品。尤其是减肥的女性朋友，不管你用什么减肥方法，吃点莲子，或是减肥茶中加入莲子，可以避免减肥导致的气虚等副作用。

薏苡仁，是除湿健脾、减肥的佳品，日常生活中，很多人都知道用薏苡仁来减肥。

淮山药，可健脾益胃、滋肾益精、助消化等，具有明显的补益作用。加入减肥茶中，不仅可以增强身体的气化能力，有助于减肥，还能避免减肥越减越虚。

山楂，益气活血，减脂、降压。在本方中，其可以增强减肥效果，也有助于益气血。

全方既可以减脂，又能益气养血，是很不错的减肥茶饮，有兴趣的朋友可以试试。

上述茶方仅供参考，其中所含的中药成分可能会产生副作用，鉴于各人体质不同，建议在医生指导下使用。

选用乌龙茶，以及一些益气补血且又减脂的药材和食材配伍，可以益气血，健康减肥。

"佛手花茶"，告别心烦的"游泳圈"

> 女人有"游泳圈"跟气虚有很大的关系，所以节食不一定能达到效果，健脾益气补虚则可能更对症一些。佛手花茶，健脾益气，可以帮助女性朋友告别腰部"游泳圈"。

女人一旦发胖，很快会和衰老扯上关系。一般情况下，女性朋友发胖，都是从肚子开始胖起，此时一个围在腰间的"游泳圈"就逐渐形成了。如果不加以控制，到了50岁左右，这个"泳圈"就会变成一个"大肚子"，如此的体态会让女性朋友明显比同龄人显老。告别"游泳圈"刻不容缓。

有小肚腩，不仅影响了女性的身材，让女性穿衣服出现了尴尬，更容易让人与衰老联系在一起。有不少女性朋友，平时饮食非常清淡，生活习惯保持得也很好，但小肚子还是会很明显地凸出来。更可气的是，使用了很多办法都无法让小肚腩消失，这其中很大一部分原因就是没有真正认识到小肚腩存在的根本原因——因为腹部组织最为疏松，脂肪很容易在这里囤积。腹部肌肉松弛，通常就说人老了，因为脾主肌肉，肌肉松弛，变得不紧致，就表明脾气虚了。腹部的肌肉又不同于我们胳膊、腿的肌肉，锻炼的机会很少，所以脾气一虚，最先松弛的就是腹部。另外，脾运化失常，水谷精微物质不能正常输送到全身，饮食物也不能正常被消化，时间长了，湿邪积聚在腹部，小肚腩就形成了。

中医认为"脾主运化"，可以运化水湿，配合其他脏腑维持水液的代谢平衡。但如果脾气虚弱了，不能运化水湿，经络中的体液流动不畅，体内的废物便不能及时排出，水湿等废物积聚在皮下组织处，就导致臃肿发胖了。所以，想要减肥，关键还要健脾利湿。

明白了这些，我们想要减掉小肚腩，去掉"游泳圈"，就不能单纯节食减肥，也不能单纯去练肌肉，而要兼顾到健脾、补脾，兼补气血，还要懂得除湿除邪等。在这里我们介绍一道"佛手花茶"，帮你告别腰部的"游泳圈"。

 佛手花茶

配方：佛手花6克，木香3克，陈皮5克，蜂蜜适量。

制作方法：将佛手花、木香、陈皮一起放入杯中，注入沸水，晾至不烫口后，再加入适量蜂蜜，即可饮用。

养生功效：疏肝解郁，健脾益气，醒脾除湿，行气消脂。对脾虚引起的腹部松软、肥胖有益。

佛手花，健脾益气，疏肝和胃，行气止痛，燥湿化痰，主要用于治疗肝郁气滞、脾虚湿滞所致的胃脘胀痛、肥胖等症，常与柴胡、香附、郁金、木香、枳壳等同用。不管是脾虚湿滞所致的腹部肥胖，脾气虚所引起的运化失职所致的肥胖，还是肝郁气滞气机失调所致的肥胖，用佛手花来减肥都很好。

木香，《本草纲目》中记载："木香乃三焦气分之药，能升降诸气。"尤善行脾胃气，可调中宣滞，治疗脾虚所致气机不畅而致的肥胖，并且善于健脾消食，故可用治脾胃气虚、运化无力、脘腹胀满，通胃肠气机，为腹部胀满、肥胖者必用之品。

陈皮，辛、苦，温，温能养脾，辛能醒脾，苦能健脾。陈皮所含的挥发油对胃肠道有温和的刺激作用，可促进消化液的分泌，排除肠管内积气，增加食欲。陈皮的苦味物质易溶解于水，有助于食物的消化和脂肪的分解，所以陈皮也经常出现在肥胖者的饮食中。

蜂蜜，可以健脾益气，又能润肠、排毒，所以加入蜂蜜既能改善茶饮的滋味，也有助于健脾消脂，一举多得。

本品是药茶，不可盲目服用，选择前，请咨询中医师，辨证后选择，对症者可用。

另外，再介绍一个可以帮助女性朋友们健脾益气、强化脾胃功能、调畅腹部气机、消除小肚腩的方法，即摩腹。可以配合上面的佛手花茶一起使用。

摩腹方法： 吃饭 2 小时以后，将手搓热，以肚脐为中心，按顺时针、逆时针方向摩腹。力量要保持均匀，呼吸要保持平稳，并随着呼吸进行摩腹：吸气时，可用手摩腹右上半圈；呼气时，再摩腹左下半圈，每次 30 分钟左右，每 12 次为 1 个疗程，疗程期间可休息 3～5 天。

摩腹可以让身体的上下气机通畅，该升的可以升，该降的很正常地降，这在很大程度上帮助脾胃顺利完成了升清降浊的任务。

而且脾经经过我们的腹部，肝经和肾经也通过腹部，摩腹无疑让肝、脾、肾三脏都得到了调理。三脏功能正常，多余的水湿也能被正常转输出去，水谷精微物质能够正常被输送到全身，湿邪没有了，小肚子自然也就不见了。

调气
养血
女人养好气血更年轻

　　不少医学名家也对摩腹极为推崇，就连药王孙思邈也说"腹宜常摩，可祛百病""饭后即自以热手摩腹"，就是说常摩腹部，可以防治疾病，而且要在饭后搓热手掌后摩腹。所以，掌握这些减肥的小方法，就可以随时随地选择使用，定会还你一个健康、匀称的体态。

女 子 以 肝 为 先 天 ，

让 女 性 魅 力 无 限

"

中医认为，肝体阴而用阳，为人体气血调节之枢纽，对人体气血的化生、升降循环、封藏疏泄等都有很大影响。我的老师、国医大师柴嵩岩在临床辨证治疗女子妇科病时，常从肝论治，因为"女子以肝为先天""肝病为多"。血生于脾胃而藏于肝，为肝之所主。胞为血室，乃肝之所司，肝肾同源，俱为先天之本。八脉隶于下，奇经肝肾主司为多。而冲脉隶于阳明，冲为血海，任主胞胎。凡此皆为老师对妇女诊疾辨证之要点。因此，老师治疗一些妇科病时，归纳出调肝养心法、疏肝扶脾法、疏肝化痰法、疏肝化瘀法、疏肝补肾法、温肝益肾法等，这些行之有效的方法，给女性疾病患者带去了福音。所以，女子要注意养肝，肝好，气平，血足，无郁（无瘀），无斑、年轻、漂亮，自然魅力无限。

养好肝，让自己不再是"缺血困难户"

> 女子以血为本，以肝为先天，因为肝藏血，主疏泄，主情志，与女性特有的生理与心理特征息息相关。肝不好，会导致女性血不养身，影响女性一生的幸福。

女子以血为用，以血为本，血是女性的本钱，守得住一份血，就能留住一份青春，保证女性一生月经、妊娠、分娩、哺乳等特殊生理阶段的正常，能收获一份幸福。否则，女性总会在不经意间伤血，稍不留意，就成了"缺血困难户"，所以，女性一生一定要注意养血。

而肝作为身体的大血库，帮女性藏着血，并且肝主疏泄，主情志，与女性特有的生理与心理特征息息相关。所以，女性养血，要以养肝为先天。

来看《红楼梦》中的例子。

《红楼梦》中的林黛玉，个性孤傲，聪明秀丽，才华出众，久之形成"孤芳自赏"的性格。在荣国府生活，虽女红针绣、琴棋书画，样样精通，但本性孤傲，再加上自卑、多

女子以血为本，以肝为先天，因为肝藏血，主疏泄，主情志，与女性特有的生理与心理特征息息相关。

疑，让她受不得半点委屈，处处猜疑，终日气恼、郁闷，结果严重影响了身心健康，终日"泪珠儿断断点点"，也是个十足的"药罐子"。即听了老妈子骂她："你是个什么东西，来这园子里头混搅。"就气得肝肠崩裂，当场昏厥。而听了宝玉与宝钗定亲的事，更是一时急怒，焚稿终断痴情，结果怀着一腔闷气离开了人间。

可以说，林黛玉如果心胸豁达一点，也不至于早逝，说不定还有翻牌的机会，赢得自己的幸福。所以，黛玉之死，自身个性和身体因素不容忽视。

对于黛玉的病情变化，在《红楼梦》第八十三回，王大夫为黛玉诊治后，讲得非常清楚："六脉皆弦，因平日郁结所致。"他从脉理中，分析这病"应得头晕、减饮食、多梦，每到五更，必醒个几次；即使日间听见不干自己的事，也必要动气，且多疑多惧。不知者疑为性情乖诞，其实肝阴亏损，心气衰耗。"可见，书中王大夫对黛玉的病情分析也给我们提个醒，要有豁达的性格，避免伤及肝脾，损耗气血。

对于女子以肝为先天，国医大师柴嵩岩在治疗妇科病时，尤其对于闭经、不孕、崩漏等疑难病症，强调审因辨证论治，究肝为病因，并参考舌脉之象，判断疾病的因果关系及开方用药，针对性很强。因为肝经围绕阴部，由少腹两侧上行，因此，与盘踞而汇集于小腹之奇经八脉，能互相影响。女子的发育与生殖功能及乳头、乳房疾患，一生的经、孕、产、乳等，亦常与肝经有关，并且多分虚实两类。实证多由于精神刺激，肝郁气乱，气血不畅，影响冲任，且肝气郁结夹痰，肝气上逆于心以致产生心神不宁、胁肋闷胀、叹息不止，生妇科病等表现；虚证则见肝阴不足，造成冲任虚损，气血亏弱，导致早衰、不孕，甚至严重的妇科慢性病、重病等，调治之法则从治肝郁和补肝阴着手，治肝郁首推逍遥散，肝郁血虚用黑逍遥散等。

所以，女性养生以肝为先天，养好肝，就显得尤为重要。在日常生活中，女性朋友养肝的方法可以从以下几方面入手。

及时调整情绪。无论是生活、工作还是情感上的问题，要及时解决，千万不要积压在心中。工作上的问题可以找相关人员来沟通解决，生活和情感问题可以找朋友或是有关机构倾诉，也可以多外出散步、旅游及听音乐、唱歌等。总之，

女子要注意养肝，肝好，气平，血足，无郁（无瘀），无斑、年轻、漂亮，自然魅力无限。

要想方设法将这些不良情绪宣泄出去，以免造成肝气郁结，甚至肝郁化火，影响它的藏血功能。

规律作息。每天尽量在晚上 22：00 前就上床睡觉。尤其不要熬夜，因为"熬夜就是在熬血"，伤肝伤血没商量。

饮食补充。大家平常可多吃能滋养肝阴及补血的药食来补充和提升肝脏功能，如黑木耳、芹菜、菠菜、桑椹、黑芝麻、乌鸡、动物肝脏、糯米、黑米、菊花、玫瑰花、大枣、枸杞子、决明子、何首乌及郁金等。药物最好是在医生的指导之下服用，避免用药不当伤肝。

控制烟酒。因为各种原因，越来越多的女性朋友也经常与烟酒为伍，烟酒为辛燥生湿之品，对人体有很坏的影响。并且酒精由肝脏代谢，饮酒必伤肝。对于烟酒，女子一定要控制，能避免则避免。

养肝还要多运动。肝主筋，筋又主人体的行走和运动，所以运动也是护肝的一种方式。散步、跑步，打太极拳等，都能达到疏肝活血的目的。在这里，我们推荐养肝的"嘘"字功，来帮助女性朋友养肝。具体做法是：两脚自然分开站立，采用腹式呼吸，用鼻子吸气，用嘴呼气。吸气时上、下唇轻合，舌抵上腭；呼气时收腹，提肛，同时发出"嘘"音。音调要柔细匀长，使气呼尽，嘘后调息时要闭目凝神。按照以上方法，早、晚各做一次，只要你天天坚持，一定可以收到好的效果。

所以，女性朋友要谨记，从小要注意好好地养肝护肝，才会在合适的季节开出美丽的花朵，才是女性活得幸福的王道。

我们推荐养肝的"嘘"字功，来帮助女性朋友养肝。具体做法是：两脚自然分开站立，采用腹式呼吸，用鼻子吸气，用嘴呼气。吸气时上、下唇轻合，舌抵上腭；呼气时收腹，提肛，同时发出"嘘"音。音调要柔细匀长，使气呼尽，嘘后调息时要闭目凝神。

经常养养眼，人生应该向上看

> 肝开窍于目，过度用眼，就会伤肝血。避免久视，注意缓解眼睛的疲劳，就能养肝血。

对于女性来说，经、孕、产、乳等，会消耗大量阴血，但平时过度用眼也会伤血，而且是伤肝血。眼睛虽小，但却是人体消耗阴血的一大器官。"肝开窍于目"，过度用眼，就会伤肝血。尤其是现在，信息高速发展，电脑、手机、电视等电子产品，随处可见，大量充斥着我们的生存空间。再加上无论上班，还是休闲，人们似乎已经离不开这些电子设备，尤其是现在的"低头族"，长时间盯着手机屏幕，对阴血的消耗要远远高于读书看报。

在几十年前，只有上了年纪的人视力才会渐渐模糊，两眼昏花。如果偶尔遇到个戴眼镜的，也会被视为"有学问的读书人"。但是现在不论男女老少，因为视力不好而戴眼镜的人随处可见。试想，女人本来就是易缺血的人群，再因为用眼来伤肝伤血，是多么不划算的一件事，而且会带来一系列健康问题，应引起我们注意。

经常养养眼，人生应该向上看

来看一个例子：小王，文字工作者。从前几年开始，她就有一个感觉，眼睛不舒服，脾气不好，动不动就发怒。尤其是一天工作下来，头脑昏沉，心情特别沮丧。有时候眼睛眨巴几下，火辣辣的疼，并且眼赤流泪。脸上也生了色斑，睡眠也不好。开始时，小王并不知道自己身体出现问题的原因是源于什么。有一次，公司派她去外地学习半年。学习的地方，是一个山清水秀的地方，并且不许用手机，不许用电脑，每天都是进行书本学习，进行人员的一对一交流。这样过了两个月，小王就突然意识到自己身体的不适改变了很多。她很欣喜，但是也没有深究原因。半年之后，学习结束，小王回到工作岗位。刚开始时，她像换了一个人似的，耳聪目明，精气神特别好，气色也很好。可惜，好景不长，没过3个月，小王之前的一些不舒服的症状又来了。眼睛开始发干发涩，有时候眨巴眼睛就变得红赤疼痛，坏脾气也来了，面色也晦暗了，月经也不调了……总之，哪里都不舒服了。

这一次，小王似乎有点醒悟自己身体不适的原因了，但是她还不敢确定，随即找到中医大夫诊治一番。医生对小王诸多症状进行辨证，确定为肝肾阴虚、阴血不足所致。而这种情况一个很重要的原因就是用眼过度。

中医讲"肝开窍于目"，眼部问题多跟肝脱不了关系，因为眼全赖于肝阴、肝血的滋养，一旦肝阴、肝血亏虚，就会出现目赤肿痛、头晕头痛等症。同样的，用眼过多，导致肝血亏虚，也会引起诸多不适。像小王易怒，眼睛赤痛，面色晦暗，甚至生斑，还有月经不调等，都与肝肾阴虚、阴血不足有关。更为严重的还可能出现咽干烘热、潮热盗汗等症。所以，女人养生养气血，要注意避免用眼过度，拒绝"久视伤肝伤血"。

避免久视伤肝伤血，可以这样做。

摒弃不良用眼习惯。首先，不要做"低头族"，只要认为手机只是个通讯工具，而不是生活的全部，那么，从根本上改变对手机的依赖，就会在很大程度上减少用眼。其次，工作、学习时，避免不了要长期用电脑等电子产品时，注意对着电脑看30分钟至1小时后，极目远眺一番，或者闭目养神5分钟。再或者，把小时候学习到的"眼保健操"做一遍。简单的小动作，就可以缓解眼睛疲劳，让眼睛得到休息调整，其实更是让肝脏得到休息，减少因肝肾阴虚导致阴血流失的机会。

还可以在饮食上多下些工夫，像菊花、桑椹、枸杞子、动物肝脏等，可以常吃常用，比如喝菊花茶、枸杞子茶，食用鸡肝粥、桑椹粥等。这些食材都具有补养肝血和明目的功效。

鸡肝粥：鸡肝 100 克，大米 100 克，枸杞子 10 克，香油适量，盐适量。大米如常法煮粥，鸡肝洗净、切碎，待粥成后，将鸡肝倒入粥中，再沸两三沸即可，调入香油、盐，适量即可。

此方源自于宋代医家陈直所撰著的《寿亲养老新书》中的"鸡肝粥"。这里做了些调整，把乌鸡肝换成了普通鸡肝，功效一样，再加上枸杞子，丰富了营养，增强了养肝功效，也让此粥成品在卖相上更上一层。此粥可以常吃。

杞菊茶：枸杞子 10 克，菊花三五朵。将枸杞子洗净后，放入杯中，菊花冲净后，也放入杯中，加入热开水，闷泡几分钟后就可以饮用了。

杞菊茶，其实是一个名方，很多专家都推荐和使用过，可滋补肝肾，养精益气，平肝明目，滋阴养血。对肝肾阴虚、过度用眼以及肝血亏虚所致的诸多病症有益。

此外，在这里建议一下，杞菊地黄丸是一种中成药，对

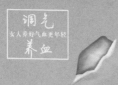
于肝阴虚、肝血虚所致的目赤目痛、迎风流泪、头晕眼花、高血压等症，也有很好的防治作用。必要时，可以选择服用，但要遵医嘱。

泡杞菊茶时，可以在其中加入山楂、玫瑰花等。喜欢甜味的人，还可以加入冰糖，这对滋阴养肝、补肝血都有益。

学学"闭目养神"的功法：每天工作一段时间后，尤其是规定自己工作1～2小时后休息一下，做做闭目养神功。具体做法：端坐，全身放松，暗示自己每个部位都放松，但是不要瘫坐在椅子上。接着闭上眼睛，不要用力，轻轻合上就行，放空思想，不要有任何思维，意念就集中在一双眼睛上，坚持5分钟，即可睁开眼睛。如果你不想这样坐着，也可以在闭上眼睛的同时，做眼保健操。

闭目养神这一小动作一旦养成习惯，每天都用来养养神，那么久而久之，你就会感受到它给你带来的好处：消除视疲劳，恢复精神，安定情绪，消除火气……时间长了，肝血充足，人也就更健康，更美丽。

玫瑰花茶，
气血不郁的女人自然美

> 玫瑰花药性温和，可以温养心肝血脉，疏发体内郁气，起到镇静、安抚、抗抑郁的功效，尤其适合气血瘀滞的人饮用。女人想美丽，多喝玫瑰花茶，疏肝解郁自然美。

生活片段　　小美爱喝茶。没有生娃前，小美品茶、弄茶，怡然自得。由于喝茶的原因，小美看起来比同龄人更优雅、更有品味。后来，小美结婚了，从备孕开始就不再喝茶，怀孕的时候更不能喝，生了娃，喂奶，也不能喝，一晃好几年，小美只喝白开水，过家庭主妇的普通生活，人也失去了灵气，优雅渐渐被娃娃、被生活磨光。

终于熬到孩子上幼儿园，小美想出去工作，想找回自己从前的状态，可是揽镜自怜，除了一脸的憔悴，竟还有两颊悄然生出的色斑。这一看不打紧，小美忽然想起，自己怀孕的时候，脸上都没长色斑，现在脸上怎么生起色斑了呢？思来想去，小美觉得自己脸上的斑估计跟这几年的情绪有关，决定喝花草茶试试。鉴于对茶饮的了解，小美选择了玫瑰花来泡茶饮用。坚持喝了1年，小美收获了不小的成效——脸上的色斑淡多了。

小美的做法是很值得推荐的。

中医认为，玫瑰花具有显著的养颜美容、理气解郁、活血散瘀和平肝的功效，因肝郁气滞在脸上生出的斑，通过玫瑰花解肝郁后可以得到缓解。玫瑰花茶药性温和，可以温养心肝血脉，疏发体内郁气，起到镇静、安抚、解郁的功效，尤其适合气血瘀滞的人饮用。

记载

《本草纲目拾遗》中记载：玫瑰露气香而味淡，能和血平肝，养胃宽胸散郁。古人用蒸馏的方法把玫瑰花蕾制成玫瑰露，饮用之后可以养肝、疏肝、解郁。

而小美，因为几年没上班，照顾孩子、照顾家庭，身心上难免会有些落差而郁闷，所以连怀孕的时候都没生色斑，却在生完孩子最辛苦的几年生了色斑，当然要重新审视自己的身心状况了。一般来说，色斑多为肝郁脾虚、肝肾不足所致，当以补益肝肾、疏肝健脾为治。肝为藏血之脏，具有疏通人体气机、调节血液运行的功能，喜舒畅而恶抑郁。当肝失疏泄或情绪抑郁不舒时，便会引起肝气郁结。肝气郁结易形成气血不畅，影响到面部的血液循环，颜面气血失和就会

《本草纲目拾遗》中记载：玫瑰露气香而味淡，能和血平肝，养胃宽胸散郁。

使皮肤暗淡无光、长色斑。另外，经络在人体内通贯上下，连接脏腑和体表，一旦经络受阻，就可能会出现色斑沉着等症状。

对于肝气郁结、气滞血瘀形成的色斑，可以用柴胡疏肝散加桃红四物汤。主要药物有柴胡、陈皮、川芎、香附、枳壳、芍药、炙甘草、桃仁、红花、当归、熟地黄等。对于阴虚型肝肾不足，可以用六味地黄丸、二至丸，补肝肾之阴；对于阴虚火旺型肝肾不足，可以用知柏地黄丸；对于肾阳虚型肝肾不足，可以用金匮肾气丸。而小美，仅仅是喝了1年的玫瑰花茶，就改善了色斑的情况，说明她应该是属于肝气郁结、气滞血瘀形成的色斑。虽然没通过医生辨证，但是通过自己对茶饮的了解，也算是对症了。

所以，那些因肝郁气滞导致面部长有色斑，平常易出现焦虑、抑郁情绪的女性朋友们，不妨多喝玫瑰花茶或是食用玫瑰花制作的其他美食，来疏肝解郁、益气血，这对女性的身心健康、美丽容颜都是有益的。

俗话说"十个女人九个瘀"，气血瘀滞很容易在女性身上出现。这一点跟女性的性格以及日常习惯有很大关系。比

俗话说"十个女人九个瘀"，气血瘀滞很容易在女性身上出现。

如有的女性很爱生气，得不到调理的话，就会导致气滞血瘀；还有的女性朋友大冷天穿短装，爱吃冷饮，喜欢在冷气房中待着，这样容易使身体受寒，更重要的是易导致气血寒凝，不能正常流通，形成通常所说的"瘀"。

上面我们提到，气滞血瘀，体内的元气就会被耗损，衰老就跟着来了。因此，女性朋友平时食用一些具有活血化瘀、理气解郁功效的食物很有必要。

玫瑰花是益气解郁的首选，常饮玫瑰花茶，可以促进血液循环，具有活血美肌、暖胃养肝、预防便秘、降火气、收敛、调经等功效，尤其适合平时爱生闷气、脸色暗淡、月经不调、胸部胀痛的女性饮用。

玫瑰花茶，既可以单独饮用，也可以配伍饮用。比如将玫瑰花与杭菊花、决明子一起泡茶，能起到清热解毒、改善便秘、减肥等功效；玫瑰花和红茶、大枣、西洋参等一起泡茶，可以补气，让肤色红润、细腻、有光泽；将玫瑰花和绿茶、蜂蜜搭配，可以冲泡出瘦身花草茶，可瘦小肚腩，舒缓精神压力。

玫瑰花茶

制作方法：玫瑰花8朵。将玫瑰花放入杯子中，用沸水冲泡5分钟即可饮用。

养生功效：疏肝解郁，清肝养血，活血祛斑。一般人都可以饮用，肝气郁结脸上长斑者尤其适合饮用，平素肝火旺、易怒者，也可以饮用玫瑰花茶清肝火、解肝郁。

每次喝时，不要一次喝完，要留下1/3杯的茶水，然后再加上新茶水，泡上片刻，而后再喝。饮茶时可加适量冰糖或蜂蜜，喝起来更加甘甜可口。

在泡制玫瑰花茶的时候，还可以在里面放上一些诸如菊花、荷叶之类的花草茶，解郁的效果更好。

民间有人用玫瑰花蕾加红糖熬制膏剂，服用后不仅可以起到疏肝解郁的功效，而且还可以益气养血，滋养容颜，非常适合气滞血瘀的女性朋友服用。

玫瑰花是益气解郁的首选，常饮玫瑰花茶，可以促进血液循环，具有活血美肌、暖胃养肝、预防便秘、降火气、收敛、调经等功效，尤其适合平时爱生闷气、脸色暗淡、月经不调、胸部胀痛的女性饮用。

玫瑰花膏

制作方法：玫瑰花蕾100克，红糖500~1 000克，清水500毫升。将玫瑰花蕾择洗干净，加清水，煎煮20分钟后滤去花渣，再继续熬煮成浓汁，加入500~1 000克红糖，熬成膏状即可。

养生功效：疏肝解郁，益气养血，滋养容颜。

玫瑰花膏每天服1~2茶匙，可以长期服用。剩余的膏剂可以放进冰箱贮藏。

玫瑰花适用于情志不舒造成的气滞血瘀，对于受寒导致的气血瘀滞，还需要服用一些性温热且具有活血化瘀作用的饮食物，比如红糖等。

虽然玫瑰花对女性养生养颜来说很有益，但饮用时也需要注意，怀孕期间不宜饮用，因为玫瑰花有促进血液循环的作用，饮用有致流产的危险。

另外，花草茶虽然是天然的植物类饮品，可以天天喝，但也应该注意量，不要为了追求效果猛喝，一般每次冲泡5~10克即可，沸水冲泡后，一直饮用到茶色、茶味变淡为止。

睡出极致美人，就在子午时

> 中医提倡睡好"子午觉"，也就是说要在"子时"前就入睡，在"子时"达到深睡眠状态，这才是最佳的睡眠之道。现代人也称这为"睡美容觉"，可以益气养血，排毒，调整新陈代谢，让女人自然美。

前面我们从女人养血的角度，谈过睡好"子午觉"的益处。现在，再让我们从女子护肝的角度出发，深度探讨一下睡好"子午觉"对女人健康养生的意义。

有句话说得好，"美人都是睡出来的！""如果腾不出时间睡觉，迟早要腾出时间生病！"由此可见，睡眠对我们每个人的重要性。中医提倡睡好"子午觉"，现代人提倡"睡美容觉"，也就是说要在"子时"前就入睡，在"子时"达到深睡眠状态，这才是最佳的睡眠之道。

子时，是夜间23：00—01：00这个时间段，也就是说你最好在23：00前睡觉。不过，现在的人，真正能意识到，并做到23：00前上床睡觉的并不多，尤其是年轻人，工作、学习，还有各种娱乐，真的是让人想踏实睡觉都难。可是由此产生的危害是潜在的、渐进的、日积月累的，后果也可能是巨大的。

前几年，看过一本书，是复旦大学女博士于娟写的《生命日记》。于娟刚刚从瑞士学成归来，工作了一年后，就发现患上了晚期乳腺癌，经历了数次化疗，最终因身体产生抗药性，无奈撒手而去，留下了一个年幼的儿子。在她化疗期间，呕心沥血写下"活着就是王道"的生命日记，感动了无数读者。于娟自己总结所患癌症的原因，其中一条就是，近10年来，很少在24：00之前睡觉。正是晚睡和高强度的夜晚突击作业，伤害了身体的免疫功能。再看看我们身边很多女性朋友，一边用着昂贵的化妆品，吃着补品，一边抱怨自己的皮肤差，老得快，一边又马不停蹄地工作、加班、晚上K歌、夜宴、上网……忙碌到深夜。这样极端的生活方式，皮肤变差是最轻微的表现，当要付出生命的代价时，后悔都晚了。

如果长期夜晚不好好睡觉，导致生物钟紊乱，身体的免疫功能会大幅度下降，患慢性病的概率就会增高，癌症发生的危险性也会增大。当然对于女性来说，熬夜伤肝，耗血，

睡出极致美人，就在子午时

所以熬夜后，女性会出现眼球充血，疲劳，头痛，"上火"，脸上出现色斑，有口气，易出血等症。生物钟颠倒，内分泌系统功能紊乱时，还会导致女性出现月经病、妊娠期疾病、乳腺疾病等。

人体其实是一部智能"机器"，它用自己的"生物钟"调节着我们的作息，我们应该尊重身体这一生物节律，该睡的时候睡，该工作的时候工作，这样才能让我们活得更好、更漂亮。

按老祖宗的建议，23：00 前应该上床睡觉。为什么要23：00 前睡觉呢？可以根据中医的十二时辰养生法来分析。下面我们就围绕子时睡觉前后的几个时辰来说一说。

亥时（21：00—23：00），从中医角度讲，亥时正是人体阳气衰微、阴气接近最盛之时。亥时睡觉，人会睡得比较快，"人卧则血归于肝"，气血回到肝中重新调整，重新做血的滤化和保养，百脉得以休养生息，第二天我们才能"足受血而能行，掌受血而能握，指受血而能摄"，这对于减轻压力、放松精神和内分泌的自我调整修复都是极其有益的。

子时（23：00—01：00），人体的生气在这时最弱，此时，是气血流经胆的时期，胆经在值班，它的工作是生发阳气，胆经携着五脏六腑的阳气升发，机体内在自我修复，正是万象更新的时刻，所以此时一定要进入睡眠。

丑时（01：00—03：00），丑时血在肝，肝经开始上岗了，也是肝休息的最佳时间。所以，我们还要坚持深睡眠，从中医角度讲，肝属于藏血的脏器，负责储藏血液和调节血量。当人体处于休息和睡眠状态时，身体处于静止，气血归于肝，并藏于肝。而当人体处于工作和活动的状态时，肝则会将储藏的血液输送出来，运送到全身，以供机体活动所需。了解了这个道理，我们就明白，此时深睡眠，能帮助血更好地归于肝，让肝更好地藏血，保证肝的功能正常。并且肝是我们的重要解毒器官，此时流过的血液中含有大量有毒物质，而肝可以分解有毒物质，然后将其转化为无害的物质，并分泌到胆汁中，这样新鲜的血液也就再生了。这个过程也就是西医学所讲的代谢。此时睡眠，有助于肝养血排毒。

寅时（03：00—05：00），是一个收获的时辰。肺功能启动，血在肺，轮到肺经值班了。它的职责是把新的血液输送到各个脏腑中，保证其他脏腑的能量供给。此时的睡眠，正是收获气血能量的重要阶段，千万不要这个时候熬夜，否

睡出极致美人，就在子午时

则，脏腑没有"收成"，身体没有气血滋养，人体就可能要生病了。

所以，重视在子时前睡觉，从子时开始，在子、丑、寅这三个时辰，如果你睡好了觉，可以说是气血大丰收了，并且身体也会进行一次深层次的代谢过程，这样，我们就收获了充盈的气血，新鲜的气血，人也就更加健康、水灵。这就是为什么睡好觉后，第二天早上起来，神清气爽的原因。

为保证子时进入深睡眠，可以将晚饭的时间定在 19：00 前，吃过晚饭后，于 20：00—21：00 进行一些轻微的活动，如散步，这样不仅有助于入睡养胆生阳，更有助于身体健康。不过需要注意，晚饭吃得不宜过饱，且应以清淡饮食为主。睡前用热水泡脚，或者喝上一杯牛奶，都是不错的助眠方法。

有人说，美人都是睡出来的，这句话是非常有道理的。人的生命中，大约有 1/3 的时间在睡眠中度过。睡个好觉，会让人感到神清气爽，充满活力，而睡不好觉则无精打采，神不守舍。对于女性来讲，好的睡眠胜过补药。新时代的女性，在拼命工作的同时，应该懂得如何保护自己，安排好自己的工作和生活，争取 23：00 前上床睡觉。

用好"撒气穴"，每天乐呵呵

> 女性养肝需要保持良好的情绪，遇事要积极乐观，不忧愁焦虑，以防肝火萌动或肝郁气滞。没事要学会找事乐，适当用用"撒气穴"，保持开心就是对肝最大的养护。

生活片段

青青由于生孩子，回到家乡小镇上，父母帮忙照看孩子，这期间，没有工作的压力，青青过得很惬意，高兴的事儿也不少，所以青青天天都是笑吟吟的。

可是孩子上学后，青青回到北京，拾起原来的工作，却发现自己都快不能胜任工作了，为了不被淘汰，青青拼命地工作、学习，还要兼顾家庭和孩子，可想青青的压力有多大。上班3个月后，青青就开始"生病"了。爱发脾气，稍不顺意，就怒气冲天，有时候甚至还打骂孩子。

开始时，青青很不开心。虽然没有生孩子之前，在北京已安家，可是生了孩子后，再返回北京却找不到归属感。再后来，孩子上学了，自理能力比较差，幼儿园老师多次找青青"训话"，青青也对孩子伤透了脑筋。再加上父母年龄大了，经常生病，也让她操心。总之桩桩件件，都让青青很烦恼。最终导致青青出现了一系列不适症状，她常感觉"喘不过气"，需要深深地吸气才行，还经常感觉头晕，耳朵嗡嗡响，脑子不清醒，爱犯困，并且无缘无故地就心烦，想发火，想吃的不能吃，想玩的也不能玩，志不得伸，气不得舒，情绪除了低落还是低落，整个人变得敏感多疑。有一段时间，青青甚至处于悲观厌世的状态。老公也发现了青青的异常，建议她找中医看看。

青青请中医看后，被诊断为肝郁气滞。预防和治疗这种病证，要重点从调理肝的疏泄功能入手，以尽快让青青走出情绪抑郁的低谷。

首先，应戒暴怒，遇事要积极乐观，不忧愁焦虑，以防肝火萌动。尽量做到心胸开阔，保持恬静舒适的心态，化解忧郁情绪。感到心情不是很好时，可以找几首自己平时比较喜欢的音乐，每天听上几遍；或者找个信得过的朋友交流一番，说说自己的苦恼，让自己心里减负。也可以出去散散步，跑两圈，再或者看看喜爱的书籍和视频等，让心情逐渐平静下来。总之，以陶冶性情为主，做些能让自己高兴的事。

角孙穴属于手少阳三焦经，是一个很重要的"撒气穴"。按揉它可以缓解压力，对着急生气后胁肋胀痛者、乳房胀痛者更有益。

其次，要注意多微笑，多给自己找乐子。有这样一种说法即"微笑是世界上最好的药物，微笑是最好的手术，微笑比手术刀还有效"。这不是一句无依据的话。美国波尔·莫利尔医生曾做过研究，发现15秒的微笑，可以延长2天的生命。对于普通人来说，多一些微笑，少一些脾气，是最好的、最便宜的养生法。

刚开始可能会有点难，那么就强迫自己"刻意微笑"，时间长了，就自然会变成发自内心的持续微笑。

另外，在情绪抑郁时，也可以用"撒气穴"，来撒撒心头的郁闷，对养肝也有益。

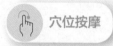

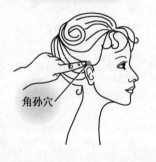

角孙穴

角孙穴。把耳郭折向前，耳翼尖所指发际处就是角孙穴所在。用示指指腹按压3～5秒，反复进行，每次按压1～2分钟。角孙穴属于手少阳三焦经，是一个很重要的"撒气穴"。按揉它可以缓解压力，对着急生气后胁肋胀痛者、乳房胀痛者更有益。

太冲穴。是肝经自身的一个非常有名的"撒气穴"，位于足背，当第1、2跖骨间，跖骨底结合部前方凹陷中（第1、第2足趾之间的后方），用左手拇指或示指指腹按揉右侧太冲穴1分钟，按揉时以有酸胀感为宜，按揉完右侧太冲穴，再换右手拇指或示指指腹按揉左侧太冲穴1分钟。此穴对爱发火者和郁闷者都有很好的舒缓作用。

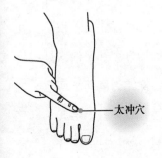

太冲穴

太阳穴。大家都比较熟悉，在前额两侧，外眼角延长线的上方，用手触摸凹陷处即是（眉梢与目外眦之间，向后约一横指的凹陷中）。用双手拇指或示指分别置于两侧太阳穴，轻柔缓和地环形转动，持续30秒。可以提神解乏，舒缓紧张神经，缓解头痛。

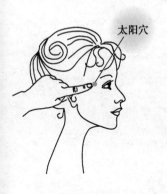

太阳穴

太冲穴。是肝经自身的一个非常有名的"撒气穴"，此穴对爱发火者和郁闷者都有很好的舒缓作用。

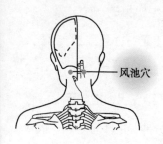

风池穴——

风池穴。 位于后颈部，在胸锁乳突肌与斜方肌上端之间的凹陷中。将双手扣在头后部，双手拇指恰好点在风池穴处进行点揉，由左向右，揉的时间可长可短。如果觉得越揉越惬意，就多揉一会儿，揉了一会儿若觉得头晕，就少揉一会儿，力度要适中。按揉此穴可以起到明目醒脑，舒缓疲劳、紧张或焦虑等作用。

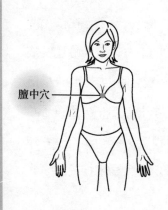

膻中穴——

膻中穴。 位于身体前正中线上，平第4肋间隙，两乳头连线的中点。只要在生气后对着膻中穴向下捋 100 次左右，即可起到顺气的作用。按摩此穴，有宁心神、宽胸除闷等作用。

平时爱生气的朋友，可以在没事找乐的同时，经常按摩一下上面的这些"撒气穴"，可以疏肝解郁，使身心更健康。

用双手拇指或示指分别置于两侧太阳穴，轻柔缓和地环形转动，持续 30 秒。可以提神解乏，舒缓紧张神经，缓解头痛。

远离烟酒，保护好我们的肝

> 烟酒是很多人日常生活中的嗜好。烟草能生火，集火、热、燥、涩、浊、秽、毒于一体，所以伤人身体最严重，伤肝没商量。饮酒后湿热影响肝胆疏泄，并且增加肝的负担，醉酒一次就犹如得一次肝炎。女性朋友要禁烟限酒。

烟酒会伤肝，你知道吗？可能你听说过吸烟伤肺，要知道，在伤肝的因素中，烟酒也是很重要的，其不良作用绝不能忽视。

尤其是现在的女性朋友，有不少人喜欢喝酒，也有的是被环境所迫，比如工作需要。还有少数女性吸烟，或者不少女性朋友的老公喝酒、吸烟，那么，女性即使不吸烟，也会受二手烟的危害。女性养肝，要远离烟酒，这是一个很有必要说的话题。

最近几年来，我们从临床数据得知，5年之内喝酒如果超过100千克，就很有可能患酒精性肝病。男女患酒精性肝病的比率为8:1。以强体力劳动者中酗酒者酒精性肝病的患病率最高。相同劳动强度的酗酒者中，渔民的患病率比较低，这可能和他们经常吃脂肪含量较低的海鲜有关。如果酗酒再加上大口吃肉的高脂肪饮食方式，得酒精性肝病的危险性就会增大。

喝酒喝醉一次，就相当于得了一次肝炎。肝的病变往往是不可逆转的，一旦受损，后果严重。

最近看到众筹网上一个年轻的肝癌晚期患者在求助，刚35岁，还有一个年幼的女儿和一双年迈的父母，因为他生了这个病，家里的积蓄花光了，妻子也怕拖累，离婚了。当他悲悲凄凄地躺在医院的病床上时，想到的只有悔恨和如何安排好小女儿、一双父母以后的生活。他筹资，不是为了他自己，而是为了他的女儿和父母。看过这则求助信息，让人感慨万千！通过跟他熟悉的人了解，这位患者没得病时，游手好闲，跟一帮小混混，天天喝酒滋事，喝醉了，就去胡闹。现在这样躺在病榻上了，也只有悔恨的份儿了。从他的日常生活来看，喝酒是他患肝癌的重要因素。

酒，性温，味辛，对人体有祛寒、养阳的作用，对于寒湿引起的气血瘀滞可以起到疏通经络、行气和血的作用。适

远离烟酒，保护好我们的肝

当饮酒，能起到疏肝解郁的作用。但是，一定不能贪杯，酒性本身即"气热而质湿"，如果喝太多的酒，一是发散过度，二是加重肝的负担，破坏其解毒功能。毒素越积越多，肝的疾病就产生了。所以，喝酒太多容易造成肝的损害，女人如果喝酒引起肝的器质性病变，或者影响肝的功能，那是多么尴尬和可怕的事情。所以，女性朋友要注意，饮酒，小酌怡情，酗酒伤身。

再说说烟草。全世界有 50% 以上男性和 25% 左右的女性吸烟，而近年来女性吸烟人数有明显增多的趋势。吸烟不是人体的生理需要，却是许多疾病发生的根源。就肝来说，吸烟可以增加肝脏的负担，危害肝。

烟草性属纯阳，善行善散，对阴湿寒滞者有益，但是烟草为草木，草木能生火，"然火气熏灼，耗血损年，人自不觉耳。"也就是说烟雾因火热而生燥邪。烟雾又系秽浊之邪，古代常说吸烟即是吸入火热秽浊之毒气，集火、热、燥、涩、浊、秽、毒于一体，属于复合性致病因素，所以伤人身体最严重。香烟会耗损阴血，而肝需要藏血，需要阴血的滋养，所以仅从这一点来说，吸烟对肝就不利，耗损阴血，影响女性的气血充盈。

在《本草正》中记载："若阳盛气越而多躁多火，及气虚气短而多汗者，皆不宜用。"也就是说阴虚、气虚，且身有燥热、有火气者都不宜吸烟。这也恰恰说明，烟草损耗阴液，影响肝的正常功能。

研究表明，由于尼古丁具有收缩血管的作用，会使肝脏的血液流动更加不顺畅，进而影响肝的正常功能。

香烟不仅对自己的健康有害，而且会给周围不吸烟的人带来危害。

肝藏血，主疏泄，有排毒作用。而吸烟的另一种含义就是"吸毒"，一进一出，甚至进来的比出去的还多，那么毒素就会在体内聚积，时间长了，肝脏和其他脏腑自然会出问题。可以说，香烟是肝脏的杀手。所以，不仅是为了呵护自己的肝脏，为了家人及他人的健康也应该将烟戒掉。

女性养生养气血，要注重养肝，尤其是现在烟酒已经成为影响健康的重要因素的时候，对于烟酒的危害一定要有所认知，香烟一定要戒除，饮酒要注意。孔子说："唯酒无量，不及乱。"意思是说喝酒这事没一个具体量的规定，但要不乱才行。喝酒脸红是血乱；走路不稳是气乱；喝了酒乱讲话就

是神乱。这些都是喝酒过量的表现。如果酒后经常出现这种
状态，那就一定要戒酒了。有效地控制烟酒，可以在很大程
度上避免损害肝脏，不伤气血，保证人的健康、美丽和长寿。

远离烟酒，保护好我们的肝

推擦两胁和肝经，让心情时时都轻松

> 推肝经，保持肝经通畅，气血畅通，可以疏肝行气，有效减少或避免肝火旺盛或肝郁等现象发生，使女性朋友心情好，气血佳。

王小姐最近老是感觉两胁间疼痛，为此，她去做了健康体检，结果表明她很健康。之后她又去看了中医大夫。从中医角度来讲，两胁间疼痛与肝气郁结着直接关系。

记载

《黄帝内经·灵枢·五邪》中记载："邪在肝，则两胁中痛……"《黄帝内经·素问·藏气法时论》中记载："肝病者，两胁下痛引少腹……"这两句话都说明两胁间疼痛，与肝有关。

大家要知道，为什么肝气郁结会导致两胁间痛。其实，如果知道肝的位置所在以及肝经的走向，就很容易明白了。肝位于人体的腹腔，大部分在腹腔的右上部，被右侧肋骨和肋弓遮盖；而肝经是走两胁的。这样一来，我们就清楚了，肝本身的功能是主疏泄，情绪不佳或者暴发怒气，导致肝气不舒，很容易让肝气郁滞在两胁间。

中医学有"通则不痛，痛则不通"的理论，说的就是经脉如果畅通的话，身体就不会出现疼痛感，一旦经脉内气血瘀阻，就会产生疼痛感。肝气郁结在两肋间，导致气血运行不畅，所以就出现了两肋间疼痛的表现。一般情况下，两肋间疼痛时，多会同时伴有两腋下胀闷不舒，胸满、憋气，甚至吃不下饭，这都是因为肝气不舒引起的。

为了助益肝气舒发，避免两肋间疼痛，可以有一个很简单的做法，就是推搓两肋。

具体操作方法：将双手手指张开呈爪状，将指尖紧贴于胸骨旁肋间处，然后稍用力由胸前正中线沿着肋间向两侧推1分钟左右，以舒适发热为准。

推搓两肋的作用就是疏理气机，可以让郁结的肝气疏散开来。在推两肋的同时，

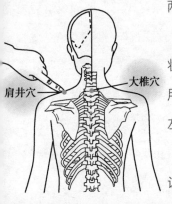

肩井穴　　　　大椎穴

推肝经，保持肝经通畅，气血畅通，可以疏肝行气，有效减少或避免肝火旺盛或肝郁等现象发生，使女性朋友心情好，气血佳。

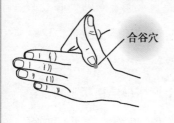

合谷穴

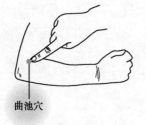

曲池穴

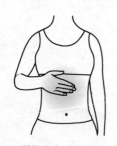

● 期门穴向对侧章门
穴摩擦

还可以配合按摩大椎穴、肩井穴、合谷穴以及曲池穴。

除了推两胁，还可以采取擦胸的方法，也可以起到理气宽胸、疏肝行气的作用。将双手掌心贴于期门穴上，顺着肋骨缘往对侧章门穴摩擦，擦 120 下以上，以舒适发热为度。

坚持按摩和推擦，两胁间的痛就能得到缓解，由肝气郁结诱发的各种疼痛病症也可以得到缓解。

另外，还可以通过推肝经的方法来理气宽胸、疏肝行气。尤其是那些经常爱发脾气的女性更适宜用这一方法。经常发脾气，多是肝经不通，肝气郁滞，导致肝火大。因此，只要我们保持肝经通畅，肝气血畅通，就可以有效减少或避免肝火旺盛的现象发生，由此就减少或避免了发脾气，也给女性提升了魅力值。

调气
女人养好气血更年轻
养血

中医学有"通则不痛，痛则不通"的理论，说的就是经脉如果畅通的话，身体就不会出现疼痛感，一旦经脉内气血瘀阻，就会产生疼痛感。

想要疏通肝经，我们就要了解肝经的循行路线以及疏通的方法。

肝经循行路线：肝经从足大趾背侧的毫毛处出发，沿着足背内侧上行，在距离足内踝 1 寸的地方，向上循行到小腿的内侧，在距离足内踝 8 寸的地方，与脾经相交，接着向上进入膝部的腘窝内侧，沿着大腿内侧进入阴毛中，并环绕阴部，又向上行进到小腹部，从胃的旁边进入肝和胆；接着又向上通过膈肌，分布于胁肋处，然后沿着气管的后侧，向上与眼睛连接，接着再上行，从额部出来，在头顶处与督脉相交。

眼睛处分支：从眼睛部位下行，环绕嘴唇内侧循行。

肝部分支：从肝分出，穿过膈肌，向上注于肺，与肺经相接。

疏通肝经方法——推：肝经主要集中在大腿的内侧，操作时可以采用平坐的姿势，将一条腿平放在另一条腿上，然后用拇指，或者手握拳头，从大腿根部一直推到脚部，也可以平躺在床上，一条腿伸直，另一条腿向内弯曲，然后由另一人来帮忙推拿。每条腿的肝经推 3～5 遍。

为了助益肝气舒发，避免两胁间疼痛，可以有一个很简单的做法，就是推搓两胁。

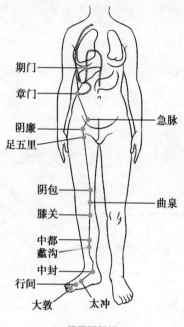

期门

章门

阴廉

足五里

阴包

膝关

中都

蠡沟

中封

行间

大敦

急脉

曲泉

太冲

● 足厥阴肝经

推肝经最佳时间：按照时辰养生来说，丑时（凌晨01：00-03：00），肝经当令，是肝经气血最为旺盛的时段。但肝藏血，中医认为"卧则血归于肝"，此时段应进入深度睡眠中，才更利于肝的养护。因此，肝经当令的时候不宜推肝经，最好在同名经，也就是手厥阴心包经当令的时候推，即19：00-21：00，与心包经一同进行推拿刺激。

　　肝经怕的就是肝气过于旺盛，导致肝火大。因此，推时多采用泻的手法，力度要重，同时还要慢，推的时间要长，且推的时候尽量逆着肝经的循行方向推，即从大腿向小腿推。

　　肝经畅通，清泻了肝火，让肝血得到了养护，女性心情开朗，气血通畅，一定会变美的。

肝经怕的就是肝气过于旺盛，导致肝火大。因此，推时多采用泻的手法，力度要重，同时还要慢，推的时间要长，且推的时候尽量逆着肝经的循行方向推，即从大腿向小腿推。

第四章

肾是生命之源，
肾气足更靓丽

"

　　国医大师柴嵩岩在自己一生不断地学习、实践、总结、提高的过程中，创立了独到的中医妇科学术思想，主要体现在其"肾之四最""二阳致病""补肺启肾"等理论与学说中。尤其是"肾之四最"学说，老师认为，肾为先天之本，禀受于父母之精，待人出生之后又得后天水谷精微之充养方逐渐成熟，由此，女子才能顺利地经过经、孕、产、乳阶段。若此期间，肾气耗损，主导生殖功能的肾气逐渐衰弱，女性体内阴阳平衡失调，就会影响女性的健康及经、孕、产、乳的正常，并且女性也会老得更快。所以，女性要养肾，肾气足的女性气血不易亏，也会更靓丽！

保护肾气，
让生命之树长青

> "肾为先天之本"，肾气的好坏决定人一身的气血，影响一生的生活质量。如果肾气充足，五脏六腑都得到充足的滋养，人就不易气血虚，也会更健康年轻，生活质量高。

中医认为，肾是人体的先天之本，主藏精，主生长发育、生殖和水液代谢，为生命之源，水火之宅，脏腑阴阳之本，气血之根。女人的一生都受着肾的主宰，牙齿、骨骼、头发、月经、性功能、生殖能力、身材、面容等，都会随着肾气的变化而变化。女性又有特有的经期、孕期、哺乳期等，容易因肾中精气不足而导致肾虚。在老师的临床诊疗理论中有"肾之四最"之说，并且她指出"肾－天癸－冲任－胞宫生殖轴"是女性最特殊的生理结构，这个结构也会受到肾气的影响，肾中精气的盛衰，直接关系到"肾－天癸－冲任－胞宫生殖轴"的功能状态，这也是导致诸多妇科疾病产生的重要原因。

接下来我们就来看看女性朋友肾虚会带来的几大威胁。

容颜衰老：肾虚让女性朋友的容颜美丽尽失。难看的黑眼圈出现了，面色也是苍白无光，面容憔悴甚至长斑。

牙齿问题：人一上了岁数，牙齿就会出现松动、脱落，不但给咀嚼带来了不便，还影响美观和健康。而牙齿的脱落或者松动，都有可能是肾虚的事儿。因为肾负责全身骨骼的健壮，而牙齿也属于骨骼的一部分。一旦肾气衰退、肾精不足，不能充养牙齿，就会出现牙齿枯槁、黄黑、松动以及脱落等，就连龋齿也跟肾的功能有关。

头发焦黄、花白甚至脱落：头发的营养来源于血，但头发的生机却根源于肾气。肾气旺盛，毛发就茂密乌黑有光泽，且强韧不易脱落；肾气虚衰，则毛发稀疏易脱落，发质干枯无光泽，也容易变白。

眼睑浮肿：肾主水液，肾虚，水液不能及时排出，就会出现眼睑浮肿等现象。早上起床后，总感觉眼睛不舒服，有浮肿现象，可以去找中医看看是否肾虚。

听力问题：肾主水，开窍于耳。肾精气充足则听力好，一旦肾精不足，人就容易出现耳背、耳鸣等现象。

身材变形：肾虚会让女人的身材走样。前面我们老是说脾虚的时候会导致身体发胖，其实不少肥胖就偏偏属于肾虚型肥胖。中医诊断为肾虚的部分人群，其内分泌功能减弱，肾上腺皮质激素分泌减少，基础代谢率降低，体内热量消耗减慢，由此才导致发胖。

腰酸背痛：肾虚的人会有腰部疲劳、酸软的症状，这也是临床诊疗时，患者多主诉的症状之一。当出现莫名的腰酸痛、腿脚无力、易疲劳，或是关节痛、肌肉酸痛等现象时，也可以去找中医看看。

更年期提前：肾虚可能让女性更年期过早出现。尤其是某些职业女性，工作和生活压力都很大，这在一定程度上会耗伤肾气，致肾阴、肾阳失衡，平时再不加以调理，就会出现情绪易波动、月经周期延后、潮热、盗汗等更年期症状。所以，女性朋友若真的觉得有类似更年期的症状，还是要多补补肾。

性冷淡：是肾虚的一大表现。如果 30 来岁的女性，对性要求很低，甚至毫无兴趣，这多半提示你肾虚了，可以去找中医看看。

怕冷：是肾阳虚的一个非常典型的特征。肾虚有肾阳虚与肾阴虚之分。女性肾阳虚，就会出现怕冷现象。顺便提一下，肾阴虚的女性不会怕冷，但是会有"热证"表现，如手足心发热，会让女性变得烦躁不安，注意力难以集中，且常常伴随着失眠、多梦等症。其实，这些和前面提到的更年期症状有些相似，临床上要加以辨别。

妇科疾病："肾—天癸—冲任—胞宫生殖轴"是女性特殊的生理结构，这个结构也会受到肾气的影响，肾中精气的盛衰，直接关系到"肾—天癸—冲任—胞宫生殖轴"的功能状态，是导致诸多妇科疾病产生的重要原因。如月经紊乱甚至闭经，性欲减退甚至性功能丧失，怀孕困难甚至不孕，卵巢早衰等，都跟肾虚有关。笔者曾对122例卵巢早衰患者进行病情、病因调查及中医辨证，进行统计学分析，结果发现122例卵巢早衰患者中，肝郁肾虚证、肝肾阴虚证、脾肾阳虚证为最常见的证型。由此可见，肾虚会导致诸多缘由引起妇科病，所以女性有妇科病时，也要注重调理肾气。

肾是决定一个人健康与否，年轻还是衰老的重要因素，也是影响气血的一个重要因素。肾好，人就会看上去显得年轻，肾好的女人，健康之树长青。所以养肾，保证肾气不虚衰，是延缓衰老、维护健康的根本。

为了避免肾虚，在生活中适当注意一下，我们就可以避免很多不必要的麻烦。

护肾关键在于日常保健，不要做伤害肾的事情。

◇ 注意性生活适度，"房劳过度"会耗散肾气，损伤肾脏。20多岁的青年人，每天1次或每周3次为宜；30多岁时，肾好，人就会看上去显得年轻，肾好的女人，健康之树长青。所以养肾，保证肾气不虚衰，是延缓衰老、保证健康的根本。

保护肾气，让生命之树长青

每周1次或2次为宜；等到四五十岁的时候，1个月两三次为宜。当然，这也不是绝对的，需要因人而异，与年龄、体质、性格等有关。

◇ 避免忧愁、思虑、惊恐等坏情绪，任何一种坏情绪都可能导致脏腑出现问题。所以，养好肾，要注意心态平和，避免情绪过激，伤人身体。

◇ 作息规律，懂得调节。别太拼命，否则，疲劳过度会导致肾虚。劳逸结合，才能健康长久。

◇ 风雨寒暑等要适当地避免。不要淋雨，不要淌水，要注意保暖，不要久居寒湿之地，或是郁热之地……总之，避免环境中的外邪之气内侵，也是避免伤肾的重要手段。

◇ 饮食要有节制。不能暴饮暴食，不能对食物有所偏嗜。节制烟酒，多吃益肾的食物，如黑色食物，益肾气、补肾精的食物等，这对保养肾气都有益。

总之，日常生活中的方方面面都可能影响到肾，肾虚继而会影响气血，影响其他脏腑功能。所以，女性朋友要注意，凡事讲究中庸之道，不可过，也不可不及，保持健康的生活方式，就会在很大程度上避免伤肾气。

补肾虚，请分清阴阳再出手

> 肾虚分阴阳，肾阳虚以怕"冷"为主，肾阴虚以怕"热"为主，临床各有兼症，需辨证对待。补肾时需分清阴阳再下手，避免不合适的补益，越补越虚，需要遵医嘱进行。

生活中，肾虚了要补肾，这事儿大家都明白。广告媒体上天天在宣传："肾虚了，要补肾"。不过，就是没有广告能够明明白白地告诉你，你是肾阴虚了，还是肾阳虚了，该怎么对症补肾。因此，生活中也不乏肾阴虚了，吃桂附地黄丸，肾阳虚了又吃六味地黄丸的例子，结果越补越虚，不知道该去报怨谁。所以，肾虚要补，但是别乱补，分清阴阳再下手。

先来说说肾阳虚。

肾阳虚的病因：肾阳气不足，多是由于身体里阳虚，或年岁大了，或久病伤了肾脏，或性生活频繁等因素造成的。

肾阳虚的常见症状：面色白或黧黑、腰膝酸痛、筋骨痿软、神疲乏力、精神不振、身体沉重、手足冰冷、畏寒怕风、易受凉腹泻、身体水肿、不孕、遗尿等。

肾阳虚的表现：主要以"冷"为主，怕冷是肾阳虚最为主要的特征。有的女性朋友说，女人怕冷很正常，但是肾阳虚的人怕冷则更甚一些，尤其是手脚常处于冰凉的状态中，就算用热水泡脚，或者暖水袋焐，依然怕冷，畏寒怕风，稍一寒冷，就不愿出门，风一吹就觉得头身冷得彻骨，总之身体很难热乎起来。并且不敢也不愿意吃冷喝凉，稍不注意，就可能引起腹泻。

尿频也是肾阳虚的一大症状。肾阳虚的人，往往在喝完一杯水后，隔几分钟就想上趟厕所，晚上也经常起夜。有的人在蹦跳、咳嗽或大笑时往往还会遗尿，这都是肾阳虚的表现。

肾阳虚的人一般看起来比较懒，比较胖，因为他们没力气、腰膝酸痛、筋骨痿软、神疲乏力、精神不振、身体沉重，所以，会给人一副懒洋洋、没有精气神的病态。

在疾病方面，身体水肿、不孕是常见的症状，而这些又是需要认真辨证和积极治疗的，所以肾阳虚是病，需要认真对待。

如果你有以上一些方面的症状，就有可能存在肾阳虚的风险，不妨去看看中医。肾阳虚可以通过药物调理，一般用

肾阳虚的表现：主要以"冷"为主，怕冷是肾阳虚最为主要的特征。尿频也是肾阳虚的一大症状。

偏热性的药物，如附子、肉桂、鹿茸等，都具有温补肾阳的作用；鹿茸、紫河车、淫羊藿（仙灵脾）是"肾阳三宝"；中成药如金匮肾气丸，是专门治疗肾阳虚的名方。肾阳虚的女性朋友，要在医生的嘱咐下合理运用温阳的中药或中成药。可配合食疗药膳，吃黑米、芡实、何首乌（制）、冬虫夏草、杜仲、菟丝子、海虾、栗子等，这些都能温补肾阳，再配合些养血的大枣、桂圆，效果更好。

说完肾阳虚，再来说肾阴虚。

肾阴虚的病因：很多人生活方式不健康，性生活过于频繁，用脑过度、劳累过度等都会耗损肾阴，导致肾阴不足。此外，还有一些人是属于肾阴先天不足。

肾阴虚的常见症状：多有腰膝酸软、两腿无力、心烦易怒、眩晕耳鸣、形体消瘦、失眠多梦、颧红潮热、盗汗、咽干、经少、经闭、崩漏、不孕、尿短黄赤等症。

肾阴虚的表现：主要以"热"为主，表现为阴虚内热。主要症状是潮热盗汗，手足心热。潮热就像潮水一样，一阵一阵的发热；盗汗则是躺卧下且睡着了以后出汗，汗湿枕头、被褥等，体内的津液就像被小偷偷走一样，有些人甚至不等

鹿茸、紫河车、淫羊藿（仙灵脾）是"肾阳三宝"。

睡着，一躺下去就开始出现盗汗的情况，这就提示肾阴虚了。

手足心热也是阴虚的一大特征，其实在出现这一特征的同时，一般会表现出心烦意乱等症。中医说阴虚会有"五心烦热"的表现，这里的"五心"，说的就是两手心、两脚心以及心口，也就是手足心热和心胸烦热。这也是典型的阴虚症状。

另外，头晕耳鸣、头发干枯脱落等，也是肾阴虚的主要表现。

在疾病方面，经少、经闭、不孕等症，常可辨证为肾阴虚，需要认真对待，及时调理。对于肾阴虚，临床上也经常会用地黄类的药物滋补，比如六味地黄丸，就是专门补肾阴的滋补药。肾阴虚的女性适合吃黑木耳、黑芝麻、山药、老鸭、枸杞子、女贞子、干贝等食疗药膳，这些都擅长调养肾阴，若再与玉竹、麦冬、银耳等滋阴佳品一起食用，见效会更快。

需要提醒的是，腰膝酸软是肾虚的主要表现，不管是肾阳虚还是肾阴虚，都有可能会出现腰膝酸软的症状，这一点可以帮助你判断是否肾虚，进而再根据阴虚阳虚的表现，判

肾阴虚的表现：主要以"热"为主，表现为阴虚内热。主要症状是潮热盗汗，手足心热。

断到底属于哪种。

　　所以，女性朋友如果有肾虚现象，应及早进行调理，同时还要及时去咨询医生，经过医生的诊断之后，科学调补，阳虚的温阳壮阳，阴虚的滋阴补阴，不能盲目自己调理，避免调补错误，越补越虚，得不偿失。

腰膝酸软是肾虚的主要表现，
不管是肾阳虚还是肾阴虚，都
有可能会出现腰膝酸软的症状。

养足肾气，优生优孕做好健康传递

> 要保证我们的下一代身体好，先天禀赋充足，从孕育前，夫妻二人就要注意保养。注重规律生活，避免疾病，注重营养，远离坏情绪，保证父母的肾气充足是保证下一代肾气足、更健康、更聪明的重要条件。

肾为先天之本，禀受于父母之精。在胚胎形成之前肾精即已存在，待人出生之后又得后天水谷精微之充养方逐渐成熟，此乃"肾生最先"。所以，要保证我们的下一代身体好，先天禀赋充足，从孕育时，夫妻二人就要注意保养，尤其是女性，争取做好优生优孕，生一个肾气足的宝宝。

在最佳的时期孕育。 现在，很多女性在年轻的时候拼事业，想等到事业根基稳定了，再考虑生孩子，这是不对的。《黄帝内经》中记载："四七，筋骨坚，发长极，身体盛壮。"也就是说28岁的女性身体已发育完成，肾气充盈，身体状态达到最高峰。所以，从身体的各方面来讲，28岁左右是女人的黄金时期，25～35岁是女人生孩子的最佳时期。一旦

28岁左右是女人的黄金时期，是生孩子的最佳时期。

错过了这个年龄段，女性的生殖功能就开始走下坡路，不利于优生优育。女性在 28 岁左右身体各项指标与功能都达到最佳状态，生的孩子也会更健康。对于男子的年龄要求不是很严格，但最好在 20～40 岁，此时男子肾气盛，生出的孩子会更聪明、健康。

父母有病要先调理。孕育之前，不管准爸爸、准妈妈有什么毛病，都必须要积极治疗，完全康复后再怀孕。生活中有很多例子，父母生病的时候孕育，结果不是孕育时危象重重，就是生育后，孩子健康问题突显。所以，不要急着要孩子，健康的根基才是下一代幸福的源泉。即使觉得自己很健康，也建议夫妻双方去做个健康体检，有问题不要沮丧，积极治疗，宁可晚一点时间要孩子，也不要带病孕育。另外，要注意的是，肾虚的人，一定要调理好后再受孕，因为从中医角度来说，"肾主生殖"，肾之阴阳是受孕的基础，而卵母细胞的减弱，正是肾气渐消的一个表征。所以，肾虚直接影响孕育。如果准爸爸和准妈妈有肾气衰或气血不足，肾阴虚或肾阳虚等问题，可能会影响胎儿的健康发育。孩子的先天之精来源于父母。所以，父母肾气足，是保证孩子先天禀赋优秀的重点。肾虚的人不宜急着当父母，调整好身体后，再考虑要宝宝。

怀孕的时候一定要保持良好的情绪。在中医看来，怀孕期间，如果情绪不能保持稳定的话，可能会影响到胎儿在母体里的孕育。金代名医张从正所撰写的《儒门事亲》中记载："如妇人怀孕之日，大忌惊忧、悲泣，纵得子，必有诸疾。"意思是，女性在怀孕的时候，一定不能情绪波动太大，否则就算生下孩子，也会有各种疾病。俗话说"母子连心"，妈妈情绪上的波动，可能会影响到肚子里的孩子。如果情绪喜怒无常，会导致气血的变化无常，《黄帝内经》中记载："……大惊卒恐，则血气分离，阴阳破败。"这种情况下，胎儿怎么可能得到充足的营养呢？胎儿得以濡养的先天之本不充足，出生后孩子就可能会出现各种问题。所以说，怀孕期间母亲保持情绪稳定，对胎儿出生后的健康状况是有很大关系的。可以学学《育婴家秘·胎养以保其真》中的做法，"自妊娠之后，则须行坐端严，性情和悦，常处静室，多听美言，令人诵读诗书，陈说礼乐。"怀孕后注意保证良好的情绪，多读积极向上和陶冶情操的书，多看美物，比如美丽的风景、美丽的画、美丽的雕塑等，多听美妙的音乐。

有些准妈妈会说："怀孕这么大的事，能不紧张吗？"首胎怀孕都是第一次经历，换了任何人都会或多或少有一些紧张和担忧，这也是可以理解的。怀孕的时候，除了多了解一些关于生育、分娩的知识，减少恐惧之外，还可以寻找好自己的主治医师，跟她保持良好的沟通，会帮助减轻孕育中的一些焦虑和盲目。

保证良好的营养。需要注意的是，准爸爸、妈妈们要保持均衡、清淡、营养丰富的饮食。饮食不要有偏嗜，更不要吃辛辣刺激、肥甘厚腻的食物，可以参考"中国居民膳食宝塔 2016"来安排自己的日常饮食。另外，尤其要戒烟酒，避免一些影响男子精子的食物和药膳等，多吃一些补肾的食物，如新鲜的水产、黑色食物等，也可以在中医师的指导下服用一些药食同源且可补益肾气的药膳。不要盲目地吃一些保健品、营养品、药品等，否则弄巧成拙，伤身伤肾，更不容易优生优孕。

当然，男女双方要想从肾论治优生优育，除了上面的一些做法之外，重要的是关注孕育前和孕育中的调理。除了保证健康的身体外，受孕的时候，还要避免饮酒、疲劳，注意卫生，避免服药，避免熬夜，避免各种不良情绪，避免环境污染（如装修、重金属污染）等，房事也应适度，避免过劳或大汗。总之，孕育是大事，孕育保养要注重。

养足肾气，优生优孕做好健康传递

避免"五劳七伤"，实为养肾关键

> 现代人的五劳七伤，是伤肾之本。避免五劳七伤，采取"中庸之道"来养生和生活，就可以在很大程度上避免伤肾，这也是养肾气的关键。

要想肾气不受损伤，生活中需要注重的细节太多，这里我们归纳一下，避免"五劳七伤"是避免伤害肾气的关键。

首先来说"五劳"。

"五劳"在《黄帝内经》中记载为"久视伤血，久卧伤气，久坐伤肉，久立伤骨，久行伤筋"。根据现代人的实际生活来分析，我们下面所讲的五劳包含了《黄帝内经》中所记载的"五劳"，但又有所不同。

第一劳，商务劳。这是指坐在办公室里，不用干体力活的一类人。这些人的特点是：久坐，长时间看电脑、看手机、看资料……①久视伤血。前面我们已经说过，久视会导致人体肝血损伤，继而影响到肾。因为肝肾同源，肝血可转化为肾精，肾精也可转化为肝血，并有精血同源之说，肝肾之精血又同源于肾水，肾水足则精血才充实。了解了这些，我们再谈久视伤肾，就不难理解了。②久坐伤脾。长时间坐着，脾的运化功能减弱，对水谷精微的化生能力和输布功能减弱，人就易生病。③久坐还会压迫膀胱经。因为膀胱与肾相表里，膀胱功能失常也会影响到肾。所以说，坐办公室的女性朋友要经常起身活动活动身体。本书中有相关的介绍供参考，此处不再赘述。

第二劳，玩劳。通常我们说劳一般都是指劳动。对于现代人来说，有一种劳累是玩造成的。比如运动爱好者，像爬山、长走、跑步、骑行等项目。这些人看似在玩，其实也很累，尤其是那些过度追求"快、强、久"，甚至挑战身体极限的人，对于他们来讲玩便是一件很累的事。比如久行的话就会伤筋，使下肢关节周围的韧带、肌腱、筋膜等软组织受伤或受损，并且久行大汗淋漓，伤元气，伤阴血。还有一类玩，比如打麻将、打扑克、玩游戏等，久坐，久视，同样会伤血伤气，并且情绪波动很大，对身体无益，对肾、肝、脾更是一种危害。所以玩，也要适可而止，别劳累。

第三劳，体劳。这是指一些体力劳动者，如农民、搬运工、技术工、建筑工人。能量消耗过大，容易导致气虚，并

《黄帝内经》中记载"久视伤血，久卧伤气，久坐伤肉，久立伤骨，久行伤筋"。

且容易受外伤和外邪的侵袭，如阳光、温度、湿度等，内因外患，都可以导致体力劳动者体虚，脏腑易受到危害，伤及肾脏。虽然女性朋友在一些体力活动中没有男性那么大的强度，但是从事体力劳动的女性朋友还是很多的。日常工作中大家要学会关爱自己，劳动中要学会借力，多借助一些提高工作效率和减轻劳动强度的机器等，并且注意劳累之后及时休息，避免长久从事体力劳动，这样可以很大程度上减轻对肾气的伤害。

第四劳，熬夜劳。如今熬夜的人相当多，有的是为了工作，有的则是玩。无论是哪种性质的熬夜，都必须戒掉。熬夜不仅会带来黑眼圈重、没精神、乏力等健康问题，而且会严重耗损肝血，耗伤肾精，造成肾精不足、肾阴虚等。

第五劳，懒劳。劳，我们多是指一种动态下的疲劳，但是有一些人却是因为懒形成的。最近几年，特流行说"瘫"，就是半躺在床上，或者沙发上。如果一时累了，这样休息一下也好，可以放松身心，恢复气血，对身体有益。但是，如果长时间地"瘫"，或者完全躺在床上，尤其是那些久在床上躺着的人，会引起气的散乱，气得不到凝聚，久之则气散，无力化神，则人更是委靡不振，神疲乏力，形成恶性循环。

说完现代人的五劳伤肾，我们再来说说现代人的七伤。

第一伤，食伤。如果吃得太饱，就会伤脾（胃），因为这样会增加脾的运化负担，终归伤肾。如果过分地节食，则会导致女性气血亏虚，影响身体健康。如果偏嗜某味，则会伤某脏，因为甘入脾，苦入心，酸入肝，辛入肺，咸入肾，此五味合五脏之气，偏嗜某味必伤对应的那一脏，并且五脏六腑是环环相扣、相辅相成的，一脏损，其他脏俱损。

第二伤，情伤。当人受到刺激、情绪波动超出人体的承受能力时，会发生一系列心理、生理的变化，直接影响相关的内脏而发病，称为"内伤七情"。《黄帝内经·素问·阴阳应象大论》中记载："怒伤肝""喜伤心""思伤脾""忧伤肺""恐伤肾"。《三因极一病证方论·五劳证治》中记载："五劳者，皆用意施为，过伤五脏，使五神（即神、魂、魄、意、志）不宁而为病，故曰五劳。以其尽力谋虑则肝劳，曲运神机则心劳，意外致思则脾劳，预事而忧则肺劳，矜持志节则肾劳。是皆不量禀赋，临事过差，遂伤五脏。"不同的情志刺激所伤的脏器也有所不同。人体是一个有机的整体，情志活动又复

《黄帝内经·素问·阴阳应象大论》中记载："怒伤肝""喜伤心""思伤脾""忧伤肺""恐伤肾"。

杂多变，所以只要是情志伤一脏，则五脏六腑皆会被伤，且影响气血的运行，诱发诸多疾病。

第三伤，邪伤。自然界中的风、寒、暑、湿、燥、火，被称为"六淫邪气"，它们侵入人体后，很快会致人生病。所以，为了避免外邪伤肾，就要注意起居有常，并且注意一年之内春防风，夏防暑，也要防因暑取凉而致的感寒，长夏防湿，秋防燥，冬防寒，更防非节之暖而致冬温（明·汪绮石《理虚元鉴》）。并且不要久居湿热，不要淋雨，不要暴晒，不要过度地享受冷气和暖气，做到顺应四时，要注意避免风、寒、暑、湿、燥、火之外邪，人就会少生病，也会少影响到肾的健康。

第四伤，药伤。很多人都听说过肾虚要吃六味地黄丸的事，因为患者本身不懂，只是觉得要补肾，六味地黄丸的名头又响，所以就买来吃。其实六味地黄丸是补肾阴虚的，肾阳虚的人吃了，必然越补越虚，情况更糟糕。另外，很多药物都对肾有不同程度的影响，不要不经医生诊治与指导自行服用，否则很可能在不知不觉中损害肾。还有一些保健品，也要慎重，不能乱补，要遵医嘱。

第五伤，烟酒伤。酒性"气热而质湿"，如果喝太多的酒，一是发散过度，二是加重肝肾的负担，破坏了肝肾的解毒功能，毒素越积越多，肝肾的疾病就产生了。烟草性属纯阳，善行善散，烟草为草木，草木能生火，"然火气熏灼，耗血损年"，也就是说烟雾因火热而生燥邪，烟雾又系秽浊之邪，香烟会耗损血液，损耗阴液，影响肝肾的健康。

第六伤，色伤。色是刮骨钢刀，房事对元气的消耗最大。所以，古人强调房事不可过分，要保持一种节制的态度。有句俗语："年过二十不宜连连，年过三十不宜天天，年过四十要像数钱（古代数钱以五为基数），年过五十进山拜庙（初一和十五），年过六十要像过年。"从中医的角度来讲，房事时，男人耗的是精，女人耗的是血。而肾主精，肝主血，所以，房事不宜过度，避免伤肝肾。

第七伤，坐伤。人体长时间坐着不动，腹腔承受巨大的压力，腹腔和下身的血液循环受到阻碍，人的整个身体气血运行都会受到牵连。另外，肾经与膀胱经相表里，久坐会压迫膀胱经，造成膀胱经气血运行不畅，从而牵连到肾，引发肾脏功能的异常，这就是久坐伤肾的道理。应尽量避免长时

汉·董仲舒《春秋繁露》中记载："居处就其和，劳逸居其中，寒暖无失适，饥饱无过平，欲恶度其理，动静顺性命，喜怒止于中，忧惧反之正。"

避免『五劳七伤』，实为养肾关键

间静止地坐在一个位置上，不时变换体位或挪动身体以改变所处的位置；坐时要挺直腰部，最好能将背部贴实椅子的靠背，这样更容易保持正确的姿势；坐1小时就应轻微活动，最好能到室外走动，呼吸新鲜空气，使紧张的身体得到充分的松弛。时间紧迫时，也应该在椅子上动一动，如做仰头、双手上举或活动腰部等动作。

记载

汉·董仲舒《春秋繁露》中记载："居处就其和，劳逸居其中，寒暖无失适，饥饱无过平，欲恶度其理，动静顺性命，喜怒止于中，忧惧反之正。"讲的就是养生中的"中庸之道"，凡事讲究"适可而止"，以"和"为贵，就可以在很大程度上避免伤肾。

叩齿咽津，养肾法的不竭甘露

> 叩齿咽津能强肾固精，使肾中精气充盈，髓海得养，平衡阴阳，疏通局部气血，还能延缓衰老，聪耳明目等。常练习此功法，女性就找到了不用花钱的养肾"甘露"。

"祈天降神水，浇灌长生树"，这是中医养生的一个寓言，就是指"叩齿吞津"，也是养肾的一个非常有效的方法。很多养生方法大家都在用，像唐代医学家孙思邈就非常提倡"叩齿吞津"养生，他建议"早漱津令满口乃吞之"。

"叩齿吞津"养肾的机制有二：一是"齿者，肾之标"(《杂病源流犀烛·口齿唇舌病源流》)。齿由肾中精气所充养，肾中精气充沛，则牙齿坚固而不易脱落；肾中精气不足，则牙齿易于松动，甚至过早脱落。叩齿能健齿、充肾精，故可健肾。二是肾"在液为唾"。叩齿催生唾液，古代养生家誉为"金津"，又称"玉液"。"津"即通于"精"，为肾精所化，咽而不吐，有滋养肾中精气的作用，故可健肾。

明白了这个道理，我们就可以用"叩齿吞津"来养肾了。

"叩齿吞津"具体练习方法如下。

1. 最好在早上做。睡醒后，不要说话，平卧在床上，脸朝上，全身放松，双腿自然伸直，双手轻放于腹部。闭目，口微闭，上、下齿有节奏地相互叩击 36 次。这时口中已有少量唾液积聚，但是先不要吞咽。

2. 将舌头沿牙齿内、外，各轻扫 36 次，此时口齿中的唾液会更多。

3. 将舌抵上腭部以聚集唾液，将口中所生的津液如含水状漱口 36 次，然后再将此津液分三次慢慢地咽下，以意念送入丹田（腹部关元穴附近）。

坚持"叩齿吞津"练习的养生效果。

一则能够固齿，预防牙病，且上了年纪后不容易掉牙。正如民谚所说："朝暮叩齿三百六，七老八十牙不落。"

二则可生津液，降虚火，助消化，除口臭。古养生者有语云："舌旁有水则能'活'人也"，民间也有"日咽唾液三百口，一生活到九十九"的说法。这样，唾液可经咽喉与肺，转肝脏，进肾经，存贮在丹田之中，再化津还丹，遂成精气，能够和脾健胃，强肾补元，补益脑髓。

三则能强肾固精，平衡阴阳，疏通局部气血，还能延缓衰老，聪耳明目，美容养颜。《灵枢·脉度》中记载："肾气通于耳，肾和则耳能闻五音矣。"肾中精气充盈，髓海得养则耳聪；肾中精气虚衰，髓海失养则耳鸣甚或耳聋。又"肾者主水，受五脏六腑之精而藏之"（《黄帝内经·素问·上古天真论》），"五脏六腑之精气，皆上注于目而为之精"（《黄帝内经·灵枢·大惑论》），精气充盈则目能辨五色。叩齿能充盈肾精，故可聪耳明目。女性朋友们要养肾，不妨也试试此方法。

但是，在叩齿吞津的时候需要注意，叩齿的力度要依据个人牙齿健康程度而定。有口腔溃疡的时候最好用其他小功法来替代。

叩齿咽津是一种非常容易掌握的自我保健方法。一般可于每天早上晨起时做，不过有些人早上起来可能"事儿多"，比如要上厕所，要量体温，要量血压……或者时间不充裕，也可以在一日中的其他时间进行，比如在午间休息、上班休息时间，或于上班乘车途中，排队办事之时偷闲练习。这一健身方法简便易行，不占用专门的时间，也不用任何器械。有些女性朋友觉得在大庭广众之下叩齿有失大雅，那么就找一个清静的地方，独自进行。倘若实在不方便，晚上临睡前

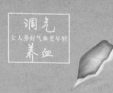

做也可以。白天做时，不方便躺着，可以静坐，也可以静站，其他做法均可参照上述躺着时的做法。如若长期坚持，必定能保养肾气，容颜红润不衰，身体健康，精气神佳。

泡好脚，
人面桃花相映红

> 中医学认为，脚是各经络起止的汇聚处，有多个穴位分布于此，脚底反射区分别对应着人体的五脏六腑。经常泡脚，有舒活肾经、培补肾元、滋养气血的作用，女性朋友要多泡脚。

一个人身体是否健壮，与肾的强弱有关。"肾气足，百病除"，而肾虚，则生命力减弱，各种疾病会接踵而来。肾乃先天之本，肾脏功能的强弱关系着身体的强弱，因此养好肾是养生的首要事情。养肾补虚的方法很多，比如晒太阳，服用药膳，练习一些养肾小功法，但还有一个非常简单的补肾方法，那就是足浴。

说到足浴，我们就不得不提几个有名的人物。清朝最后一任太医院掌印御医任锡庚所著《任锡庚御医手稿》中就记载有光绪皇帝使用红花、牛膝等中药泡脚的药方。将中药水煎后与热水混合，然后对足部进行浸泡、清洗，再辅以按摩，使药物通过毛细血管循环进入人体，可达到滋阴补肾、平肝祛火等功效。

记载

曾国藩不论多忙，每天都要以热水泡脚。关于曾国藩的这一"嗜好"，张树元在《养生诗歌序》中就有记载："文正（曾国藩）之取法先代者有二事：一曰起早，二曰勤洗脚。"洗脚要天天坚持，才能起到养生保健的效果。

泡脚虽然是很平常的事情，却隐藏着健康的真谛。中医学认为，脚是各经络起止的汇聚处，有多个穴位分布于此，脚底反射区分别对应着人体的五脏六腑。尤其是足少阴肾经起于足小趾端，斜向于足心（涌泉穴），出于舟骨粗隆下（然谷穴），经内踝后进入足跟，再向上沿小腿内侧后缘上行。就是说，肾经在脚上有很重要的分布，经常泡泡脚，可舒活肾经，刺激肾经，对补肾培元有着一定的益处。

泡脚最好在 21：00 左右进行，此时补肾养肾的效果最好。因为这个时段肾经气血比较虚弱，此时泡脚，可以令体内血管扩张，有利于活血，可促进体内血液循环。同时，紧张了一天的神经以及劳累了一天的肾脏，都可以通过泡脚在这个时候得到彻底放松和充分的调节，人也会因此感到舒适。

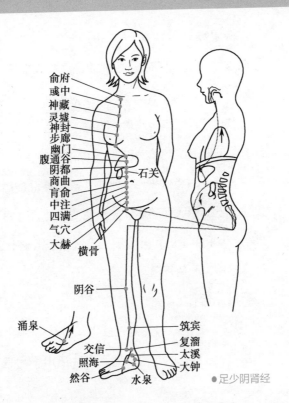

俞府
彧中
神藏
灵墟
神封
步廊
幽门
通谷
腹阴都
商曲
肓俞
中注
四满
气穴
大赫
横骨
石关
阴谷
涌泉
筑宾
复溜
太溪
大钟
交信
照海
然谷
水泉

●足少阴肾经

热水泡脚的确不错，不过，如果在此基础上，在泡脚水中再加入一些有助于促进血液循环及补肾的药材，效果就更好了。下面就简单介绍几种。

中药泡脚。 取苏木 30 克，红花 30 克，制附片 10 克。将以上药材加适量清水煮沸 30 分钟，取药液倒入盆

中医学认为，脚底是各经络起止的汇聚处，有多个穴位分布于此，且与人体内脏、器官相连接的反射区也分别对应着人体的五脏六腑。

中，待温热时足浴即可。每日1次，每次30分钟。具有行血通络、散风和血、回阳救逆、补火助阳、散寒止痛等功效。

取川椒、红花、苍术、防风、羌活、独活、麻黄、桂枝、细辛、艾叶各25克。将以上药加水煮沸20分钟后，倒入水桶中，待温时将双脚浸入水中，然后逐渐加热水，直至水桶加满为止，共浸泡40分钟，使周身出汗。每日1次，连用10～15日。此方可补肾温阳，适用于肾阳不足而致腰腿痛、畏寒肢冷、面色苍白等。

取阳起石50克，地肤子100克。将药材加水一并煎煮30分钟，去渣取汁，倒入盆中，待温热时足浴，每日1次，每次30分钟。此方可温肾利湿，适用于肾阳亏虚、下焦湿热之证。

盐水泡脚。 水烧开后，将适量的盐（一般半盆热水加入半调羹盐即可）放入水中使其溶化，待全部溶化且水变温时就开始泡脚，可以起到强肾、抗衰的作用。

香料泡脚。 相信大家的厨房中都不乏肉桂（桂皮）、花椒等常用香料。在泡脚的时候，将适量的肉桂和花椒放入水中，不仅能够起到温补肾阳的作用，还可以缓解因肾病引起的水肿等症状。具体方法：每次泡脚前，可以取花椒、肉桂各一小撮（约15克），上锅加水煮15分钟后倒出汤汁泡脚即可。

和肉桂、花椒效果一样，生姜泡脚也是一种温补肾阳的方法。可以将生姜切片或者拍碎后，上锅煮水泡脚，也可以直接将生姜投入热水中泡脚。

从古人的养生案例中，我们不难看出，足浴使用得当，长期坚持，的确能起到养生保健、治疗疾病的作用。

要注意的是，泡脚不是时间越长越好，更不是水越烫越好。泡脚时间控制在15～30分钟比较好，特别是老年人，因为泡脚时间过长，血液会不断流向下肢，脑部易产生供血不足症状，如此易发生眩晕、摔倒等症状或意外。泡脚水的温度最好控制在40℃左右，不可太烫，即使是用中草药煮的泡脚水，也一定要放到温热适宜后再泡。

另外，泡脚时最好用木盆，尽量避免用金属盆，因为用金属盆水温很容易下降，还可能导致一些中药失去药效。注意，刚吃完饭后不要泡脚，此时体内大部分血液会流向消化道对食物进行消化，如果此时立即用热水泡脚，就会

经常泡泡脚，可舒活肾经，刺激肾经，对补肾培元有着一定的益处。

导致本该流向消化系统的血液流向下肢，时间一长，就会因其影响消化吸收而导致营养缺乏。所以，最好饭后 1 小时再泡脚。

要注意的是，泡脚不是时间越长越好，更不是水越烫越好。

枸杞子，形味俱美的生命之果

《神农本草经疏》中记载："枸杞子，润而滋补，兼能退热，而专于补肾、润肺、生津、益气，为肝肾真阴不足、劳乏内热补益之药。"女性朋友补益肾气，可选枸杞子。

关于枸杞，我们并不陌生，像"宁夏枸杞"，很多人都耳熟，但是对于枸杞的真正了解，一般读者不是很明白，在这里我们来细细梳理一下。

枸杞，浑身是宝，自古备受推崇，其果名"枸杞子"，被誉为"生命之果"，极具神话色彩，历代史不绝书。

先来看一则有趣的故事。在《淮南枕中记》中记载有一人，往河西为使，路逢一女子，年可十五六，打一老人，年可八九十。其使者深怪之。问其女子曰："此老人是何人？"女子曰："我曾孙。""打之何故？""此有良药不肯服食，致使年老不能步行，所以决罚。"使者遂问女子："今年几许？"女曰："年三百七十二岁。"使者又问："药复有几种，可得闻乎？"女云："药唯一种，然有五名。"使者曰："五名何也？"

女子曰："春名天精，夏名枸杞，秋名地骨，冬名仙人杖，亦名西王母杖。以四时采服之，令人与天地齐寿。"看到这儿，不知道大家看明白没有，这个故事讲的就是枸杞延年益寿的作用。曾祖母 372 岁，因吃枸杞，还年轻得跟十五六岁的小姑娘似的，而曾孙，不肯服食枸杞，90 多岁，已经"年老不能行"。

唐代著名的医学家和药物学家孙思邈也在其医学宝典中，把枸杞泡制的酒列为"返老还童""羽化登仙"的仙方神液，服食者受益匪浅。

枸杞自古就被誉为生命之树。《神农本草经》认为，枸杞以滋补营养为主，既能祛病，又能强身健体，延年益寿，无副作用。在古人心目中，枸杞在强身健体、延年益寿方面，是十全十美的极品、神品。

记载

明代《本草蒙筌》中记载："枸杞，明耳目，安神，耐寒暑，延寿。添精固髓，健骨强筋。"清代《本草备要》中记载："枸杞滋肾益长，生精助阳，补虚劳，强筋骨。"《中华药典》中记载："枸杞具有滋补肝肾、益精明目功效，对腰酸腿疼、虚劳精亏、内热消渴有一定的疗效。"

研究表明，枸杞子有免疫调节、抗氧化、抗衰老、抗疲劳、降血脂、降血糖、降血压、保肝、明目、排毒、保护生殖系统、抗辐射损伤等功效。枸杞子对癌细胞有明显的抑制作用，可用于防止癌细胞扩散，并增强人体免疫功能。枸杞子口感很好，生吃像水果，也可干吃当零食，还能入肴，味美可口，形态可爱。所以，枸杞子简直就是一个养生的宝贝，无论是养生防病，还是养肾益精，或是治疗疾病……总之，可以将枸杞子纳入日常的保健食谱中。

下面介绍几个关于养肾的枸杞食谱，供大家参考。

 枸杞茶

制作方法：枸杞子8克，冰糖适量。将枸杞子洗净后，放入杯中，加入冰糖，用沸水沏泡即可。

养生功效：滋补肝肾，益精明目，养血，强健筋骨。

在用枸杞子泡茶饮用时，可以随个人喜好添加调味品，如蜂蜜、冰糖等。饮用到最后，可以直接将枸杞子嚼烂吃掉。另外，在沏泡时，还可以在其中加入山药、大枣、桑椹、菊花等，这要看个人喜好，以及想要达到的功效是什么，可以

枸杞子，形味俱美的生命之果

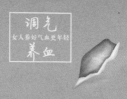

遵医嘱进行。

除了泡茶，枸杞子还可以入膳，比如用来煲汤、炖菜、煮粥等都可以。下面就介绍一道由枸杞子煲的养肾滋补汤。

 枸杞地黄鸡

制作方法：枸杞子20克，乌鸡1只（约600克），熟地黄10克，葱段、姜片、盐、香油各适量。将鸡宰杀洗净，剁块，放入炖锅中，加入枸杞子和熟地黄、葱段、姜片，加足水，大火煮沸后，转小火继续炖煮约1小时，加盐调味，搅拌均匀后，继续炖煮5分钟左右即可。

养生功效：滋阴，补肝肾，益气血，填精髓，适用于肾虚，或久病体虚、气血不足、腰腿酸软等症。

枸杞子，滋阴补肝肾，益精明目。适用于虚劳精亏、腰膝酸痛、健忘、遗精、眩晕耳鸣等症。

熟地黄，滋阴补血。用于阴血亏虚所致的面色萎黄、头晕目眩、心悸失眠、倦怠乏力、月经不调等病症。还能填精益髓，用于精血亏虚所致的腰膝酸软、劳嗽骨蒸、遗精、崩枸杞子不仅补肾，还能补益气血，可起到美容养颜、延缓衰老等功效。爱美的女性朋友坚持每天吃些枸杞子，可以保持面色红润白皙。

漏、消渴、耳聋耳鸣、眩晕、心悸失眠、健忘、盗汗等病症。

乌鸡，性平、味甘，归肝、胃经。有补肝肾、益气血、调月经等功效。多治疗由气血两亏引起的身体瘦弱、腰痠腿软、阴虚盗汗、经血不调、子宫虚寒、行经腹痛、崩漏带下、产后失血过多、头晕昏迷等症。

全方可起到滋补肝肾、益气养血、滋阴补血、补虚扶正的作用，适合肝肾阴虚、血虚、气虚等一切虚劳证患者食用。

枸杞子不仅补肾，还能补益气血，可起到美容养颜、延缓衰老等功效。爱美的女性朋友坚持每天吃些枸杞子，可以保持面色红润白皙。

不过需要提醒的是，枸杞子因具有滋补功效，虽然体质虚弱、抵抗力差的人食用会让身体变得强壮，但是如正处于感冒发热、身体有炎症或腹泻的人，就不宜吃枸杞子了。健康的成年人每天吃 20 克左右的枸杞子比较合适，如果想起到治疗的效果，可遵医嘱，每天 30 克左右。

杜仲，专家们推荐的养肾气仙物

> 女性一生经历经、孕、产、乳、带的独特生理过程，极易消耗肾气和阴血，尤其是一些产后的女性，常出现腰痛、脸色晦暗、肥胖、色斑、腿脚无力等症状。用杜仲来调理，效果佳。

讲杜仲之前，先看一个例子。陈女士，年近 35 岁要的孩子，生完孩子之后，落下了一个毛病——腰痛。从孩子出生后的第 13 天开始，她就腰痛，甚至疼得连孩子都抱不起来。没办法，月子里也没能在家安心躺着休息，跑去医院找大夫。刚开始的时候，大夫给她按产后血瘀进行治疗，吃了一段时间的汤药，虽好了一些，但腰痛还是时好时坏。大约在孩子 1 岁半的时候，陈女士给孩子断了奶，心想：这样就不用考虑母乳质量问题，准备彻底检查一下自己的腰。结果检查完，并没有什么器质性的毛病，随后又来求治中医。

经诊断陈女士被确定为肾虚所致的腰痛，给她对症开了"益督丸"一方，由医院炼制，服用 1 个月左右，痊愈。

中医学认为，"腰者肾之府，腰疼则肾将惫矣"。也就是

调气
女人养好气血更年轻
养血

说凡人之腰疼，皆脊梁处作疼，此处是督脉主之。督脉者，即脊梁中之脊髓袋，下连命门穴处。肾虚者，其督脉必虚，所以腰疼。治此病，当补肾之剂，而引以入督之品。因此，"益督丸"用在陈女士身上很管用。

"益督丸"由杜仲、菟丝子、续断、鹿角胶等制成。方中的杜仲为主药，对于补肾治腰痛很管用。要知道，杜仲，即是众专家推荐的养肾宝物。

杜仲是中药上品，以植物杜仲的干燥树皮入药，为常用中药材。杜仲性味甘、微辛，温，无毒，有补肝肾、强筋骨、益腰膝、除酸痛的功效，常用作强壮剂，还有安胎、降血压、抗菌等作用。杜仲治肾虚腰痛，足膝酸楚，腰肢乏力，阳痿遗精，常配以其他补肝肾药，如续断、狗脊等。

记载

《寿亲养老新书》中记载：杜仲丸能补下元、乌须发、壮腰膝、悦颜色，久服抗衰防老。在众多功效中，杜仲尤擅补肾健腰，古有"腰痛必用杜仲"之说。

女性一生经历经、孕、产、乳、带的独特生理过程，极易消耗肾气和阴血，很多女性都有腰痛的毛病，尤其是一些

《寿亲养老新书》中记载：杜仲丸能补下元、乌须发、壮腰膝、悦颜色，久服抗衰防老。

产后的女性，有腰痛、脸色晦暗、肥胖、色斑、腿脚无力等症，这些女性可以用杜仲来调理。下面我们就来学学杜仲的保健方。

 杜仲茶

制作方法：杜仲10克。将杜仲放入砂锅中，加1 000毫升水，泡30分钟，然后开大火煮沸，转文火煮20分钟即可。代茶饮，一天可服两剂，饮用时，可加入蜂蜜。这是杜仲最简单的养生补肾方法。

养生功效：补肝肾、强筋骨、益腰膝、除酸痛，还有安胎、降血压、抗菌等作用，可治肾虚腰痛、足膝酸楚、腰肢乏力，还能乌须发、明目、悦颜色、减肥、抗衰老等。

下面再看一道稍微复杂，但很适合女子选择的杜仲食用方法。

 杜仲茶果冻

制作方法：杜仲10克，吉利丁或片适量，蜂蜜适量。将杜仲放入砂锅中，加1 000毫升水，泡30分钟，然后开大火煮沸，转文火煮至汤剩一半时即可。泌出汤汁，装入广口的容器中，晾凉后，加入蜂蜜。再加入调好的吉利丁液，搅拌均匀，放入冰箱冷藏，待完全凝固，即可取出食用。

养生功效：补肝肾、强筋骨、益腰膝、除酸痛，安胎、降血压、抗菌等。治肾虚腰痛、足膝酸楚、腰肢乏力。

这款杜仲小吃，非常适合夏季食用，在补益肝肾的同时，还能享受清凉。不过需要提醒的是，此品寒凉，对脾胃不利、脾胃虚弱的人，最好还是选择杜仲茶或者杜仲酒之类比较合适。

记载

杜仲大部分人都可以服食，但是阴虚火旺者慎服。《神农本草经疏》中记载：杜仲，肾虚火炽者不宜用。即用当与黄柏、知母同入。

另外，也可以将杜仲与动物骨头一起煮汤食用，同样可以达到补益肾气的效果。比如冬季同羊骨头同煮汤，可以驱寒、补益肝肾，并可防病强身。爱美的女性朋友，还有时常腰痛或者感觉精力下降的女性朋友，一定不要错过杜仲这个补益宝贝。

杜仲一直是众名家推荐的养肾佳品。爱美的女性朋友，还有时常腰痛或者感觉精力下降的女性朋友，一定不要错过杜仲这个补益宝贝。

栗子，可口的养肾气小零食

> 孙思邈的《备急千金要方》中记载："栗，肾之果也，肾病宜食之。"栗子不仅香甜味美，还是益肾益气的"补药"，是女性滋补肾气的美味零食。

生活片段 有一年临近入冬，我跟朋友去北京的黄花峪水长城爬山，山下有数不清的栗子树。已过了秋收季节，栗子已基本收完，只有些散落在树下的栗子，想必农户已没时间去捡。不少人在爬山的时候，会认真地在地上搜罗，偶尔捡到栗子就会开心地大叫，并分享给大家食用。掉在地上的栗子，经过风吹日晒，处于一种半风干的状态，生吃非常甜，比超市里卖的要好吃很多。有一位老先生吃栗子比较特别，他不像大家大口嚼食、大口吞咽，而是细细地咀嚼，慢慢地咽下，别人吃掉5颗、10颗了，他才吃掉1颗。有人发现了他特别的吃法，问他为什么这样做。老先生说："栗子补肾，细细咀嚼才有益健康！"说得一群人纳闷起来。

老人家说得很对，想必他这吃栗子的方法也是学来的。唐宋八大家之一的苏辙就告诉我们一个用栗子补肾的方法：每天早晚，将新鲜的栗子放到嘴中细细咀嚼，直到满口白浆后，再分几次慢慢地咽下去。每天吃 5～10 颗即可，脾胃不好的人每天食用量不宜超过 5 颗。尤其是风干的生栗子，每天咀嚼，可以起到防治肾虚、腰酸腿疼的作用。了解了这个，我们就不难理解同行老者吃栗子的方法了。

中医认为，栗子是养胃健脾、补肾强筋的佳品。药王孙思邈就曾说栗子是"肾之果"，说患有肾病的人适合吃栗子。

栗子味甘性温，无毒，入脾、胃、肾三经，有益气补脾、厚肠胃、补肾强筋、活血止血的作用。就营养学研究来讲，鲜板栗所含的维生素 C 比公认的富含维生素 C 的西红柿还要多，更是苹果的 10 多倍。栗子所含的矿物质也很全面，有钾、镁、铁、锌、锰等，比苹果、梨等普通水果高得多，尤其是钾含量突出，比号称富含钾的苹果还高 4 倍。素有"干果之王"的美誉，在国外它还被称为"人参果"。

因肾虚引起的腰酸腿疼、夜尿频多、月经不调等症，可以通过多吃栗子得到缓解。因为肾主骨，所以多吃栗子还能维持牙齿和骨骼的正常功能，防止骨质疏松、筋骨疼痛等，能够有效缓解人体衰老的速度。

栗子的吃法有很多种，生吃对于补肾的效果最为明显，有中医典籍就强调了生吃栗子补肾的好处，苏辙的经验也告诉我们栗子宜生吃。

不过，我们不可能像上面的故事中那样，跑到山野中去寻找风干的栗子，但我们可以自己做。购买时，选择饱满、无虫咬、无霉斑的栗子，洗净外皮，摊开放在簸箕里，晾晒干，然后当零食食用，每日吃上10颗，脾胃不好的人应少吃，每日吃上3～5颗即可。一定要记住，细细地咀嚼，用牙磨得细碎时再咽下。如要像古方中所述的"嚼成白浆"食之，则更佳。

除了生吃，栗子常见的食用方法就是炒食。现在就教大家一个在家制作炒栗子的方法。

糖炒栗子

配方：栗子500克，白砂糖3茶匙。

制作方法：将栗子择洗干净，然后倒入锅中，加入适量水，水要比栗子多，以淹没栗子为好。加入白砂糖，然后大火煮沸，再继续大火收汁，收汁的时候，要不停地用勺子搅拌，避免糊锅，水气快干时，用小火慢慢烘，要不停地翻炒，直至水气全干，即可盛出晾凉食用。每天吃几颗，不可多食。

养生功效：这样炒出来的栗子，不上火，趁热吃，果肉很绵软香甜。比外面卖的要放心得多，所以建议爱吃栗子的女性朋友，最好在家做。

用栗子补养、治病的方法很多，除了生吃和炒熟吃之外，还可以做成美味的菜肴。在这里给大家推荐一款补肾的菜肴——乌骨鸡栗子煲。

 乌骨鸡栗子煲

配方：栗子20颗，乌鸡1只，姜适量，盐适量。

制作方法：将乌鸡宰杀，煺毛，去除内脏，洗净晾干。栗子择洗干净，去外壳。然后将乌鸡、栗子仁同入砂罐中，加清水没过鸡与栗子，放一块生姜入水中，加盖，文火焖2小时。起锅加少量食盐，即可食用。

养生功效：在这道菜里，乌鸡性味甘温，入肾经，具有温中益气、补肾填精、养血乌发、滋润肌肤的作用，而栗子有补肾强筋的功效，可谓强强联合，具有很好的补肾效果，特别适合女性朋友食用。

不过，栗子的营养保健价值虽然很高，也需要食用得法，最好在两餐之间把栗子当成零食，或做在饭菜里，而不要饭后大量吃。因为栗子含淀粉较多，多吃不易消化，并且饭后吃容易摄入过多的热量，不利于保持体重，这一点可是期盼苗条身材的女性朋友的大忌。平常，包里塞把栗子，当成零食，有事没事的时候吃几粒，长期下来说不定就会腰不疼、腿不酸、牙齿不松动。

女人养生重"女七"，

七年之"养"很重要

《黄帝内经·素问·上古天真论》中有"女七男八"的理论，认为人的生长规律，女子以"七"为节律，男子以"八"为节律，这里我们只讲"女七"养生法和注意事项。古籍原文："女子七岁，肾气盛，齿更发长；二七而天癸至，任脉通，太冲脉盛，月事以时下，故有子；三七，肾气平均，故真牙生而长极；四七，筋骨坚，发长极，身体盛壮；五七，阳明脉衰，面始焦，发始堕；六七，三阳脉衰于上，面皆焦，发始白；七七，任脉虚，太冲脉衰少，天癸竭，地道不通，故形坏而无子也。"这段话，详细地叙说了女性的生命周期特征及整个气血的变化历程。我在临床治疗女性疾病时，也要依据"女七"节律。考虑到发病的年龄时期不同，辨证、用药会有不同。同样，女人养生要注重养气血，也要注重"女七"节律。

养护"一七"，让小女孩起跑线上跑出优秀成绩

《黄帝内经·素问·上古天真论》中记载："女子七岁，肾气盛，齿更发长。"意思就是说女孩子到了 7 岁的时候，肾气逐渐旺盛，开始换牙，头发变得茂盛。懂得这个养生理论，家长们就要注重小女孩的气血补益，把肾气补足，保证孩子不输在起跑线上。

"女子七岁，肾气盛，齿更发长。"女孩子到了 7 岁的时候，肾气逐渐旺盛，开始换牙，头发变得茂盛。《桃花源记》中记载的"黄发垂髫"就说的是七岁之前的孩子。因为年幼，孩子的肾气尚不足，所以头发黄。"肾主骨，其华在发"，待以后肾气充沛了，头发才能浓密、油亮。

另外，肾气充盛了，牙齿才能生长、替换。有些小孩到了七八岁还不换牙，或者换了乳牙长不出新牙，这都是肾气不足的表现。

对于 1～7 岁的孩子，该如何养护身体呢？要保持睡眠充足，合理饮食，多做运动。

《黄帝内经·素问·上古天真论》中记载："女子七岁，肾气盛，齿更发长。"

小溪（化名），马上快7岁了，也该上小学了，可是她的妈妈却无比担心。因为小溪跟同龄孩子比起来，显得更瘦小一些。个子矮，身体瘦，头发稀黄，不爱吃饭。有一次妈妈带小溪去参加聚会，结果宴席上有几个比小溪小的孩子，都被人错认为比小溪大，这让小溪妈妈很郁闷。回来后，便带着孩子跑去医院做检查，想查查到底哪儿有问题。查来查去也没查出个所以然，所以又找中医。

医生四诊后，开的是"补肾气"方，这就把《黄帝内经》的"女七"养生节律用进去了。小溪头发黄，本来是正常的，因为7岁前，孩子的肾气比较弱，头发黄正常。但如果很黄，很稀，就说明不正常了。头发黄和人体的气血有关，气血充盈，头发才能够光亮润泽，所以要补气血，尤其要补肾。至于瘦、矮，都跟肾气不足有关。补足肾气，就能帮助小姑娘长高、长肉，头发变得乌黑靓丽，人也会更聪明。

具体做法是：

从宝宝能添加辅食开始，妈妈们就要注意给孩子补肾、补气血。蛋黄就很好，补肾、补钙、补铁……最适合宝宝，还利于宝宝吸收，对于补养肾气、强健骨骼有很好的作用。另外，虾也是补肾佳品。制作成虾泥喂宝宝，最适合不过了。这些都要一点一点地加，确定无过敏等现象再考虑正常量加入。

　　慢慢地，随着孩子的长大，应尽量在最佳时机给孩子断奶，世界卫生组织建议母乳喂养可持续 2 年或以上。断奶的孩子要选择配方奶粉以保证营养的摄入和均衡。再给孩子补充多样化的饮食，让她摄入各种食物，保持营养全面，不挑食，也可以适当地多些肉类和粮谷豆类食物。《黄帝内经·素问·金匮真言论》中有"北方黑色，入通于肾……其味咸，其类水，其畜彘，其谷豆"的说法，猪肉和谷豆类都是很好的补肾益气血的食物，尤其是猪瘦肉、鱼、牛肉、羊肉、黑豆等。平时，给孩子多做一些肉、蛋、奶、豆腐、鱼等补脑的食物。特别是鱼，营养丰富，易于消化，是孩子健脑养神的黄金食品。

记载

少给孩子吃一些零食，尤其是过多的甜食和冷饮。《黄帝内经·素问·生气通天论》中记载："味过于甘，心气喘满，

"肾主骨，其华在发"，肾气充沛了，头发才能浓密、油亮。

色黑，肾气不衡。"可见，太多的甜食对肾是不利的。冷饮是寒凉之物，寒气入侵体内，就会变成寒邪，影响肾的正常功能。零食可以选择大枣、核桃、栗子等一些坚果，可以补肾、补气血，也更健康。

等到孩子慢慢长大，上幼儿园、小学时，建议在孩子的饮食中添加一些大枣、花生等补气血的食物。最简单的做法是煮成营养八宝粥，既容易消化，又能补血强身，一举两得。另外，也可以让孩子多喝一些小米粥、芝麻粥、黑豆粥、大骨汤、芡实山药粥、豇豆粥等，都是补肾、补气血的佳品。

要给孩子提供足够的蔬菜、水果。很多孩子不爱吃蔬菜，要知道蔬菜和水果中的维生素、矿物质等，是人体营养供给的重要来源，也是孩子生长不可缺少的养料。所以，均衡地摄入多样的蔬菜水果，对生长发育很有好处。不爱吃的蔬菜，可以考虑榨成汁、打成泥或做成馅给孩子吃。水果，最好是当成零食给孩子吃，避免影响正餐的摄入量，也避免过多地食用零食。

另外，不要给孩子太多压力，要让她自然生长。家长们要注意，你的孩子是一个独立的个体，她可以与众不同，她就是她自己，不要拿她跟其他孩子比，坚持给孩子均衡、健康的饮食，培养孩子良好的饮食习惯，保证孩子的充足睡眠，保证孩子的健康体魄，她会按着自己的生长节律，达到"标准"的。千万不要一比较就"拔苗助长"，给孩子压力，这对孩子的成长更不利。《黄帝内经·素问·六节藏象论》中记载："心者，生之本，神之变也。"神与心有关，而心主血脉，心的气血充盈，才能够保证五脏的功能正常，保证孩子更健康、快乐地成长。

无论多么忙，妈妈们最好抽空给女儿梳梳头，揉揉脚心（涌泉穴），捏捏脊。经常梳理头发，能够促进头部的气血运行，从而使头发得到气血的濡养，变得浓密亮泽。在梳头的时候，也可以用手帮孩子按摩头皮，促进气血的流通。揉脚心（涌泉穴），促进滋养肾气，让孩子肾气盛，自然个儿高，聪明，长得好。捏脊，即两手沿着脊柱的两旁，用捏法把皮捏起来，边提捏，边向前推进，由尾骶部捏到枕项部，重复3～5遍。捏脊法具有调和阴阳、健脾和胃、疏通经络、行气活血的作用，让孩子更加快乐，精、气、神佳，还能固护

从宝宝能添加辅食开始，妈妈们就要着重给孩子补肾、补气血。

卫气，不易生病。

　　这样坚持几个月，家长们就能看到成效。不想让孩子输在起跑线上，就要注意用好"女七"的养生智慧，及时"浇水施肥剪枝"，多给自己的孩子补益气血，把肾气补足，每个孩子都能阳光灿烂。

"二七"调养冲任二脉，助女孩正常发育

> 《黄帝内经·素问·上古天真论》中有"女子……二七而天癸至，任脉通，太冲脉盛，月事以时下，故有子"的说法。可见，女子月经初潮，以后能够怀孕生育，都是"任通冲盛"的结果。调养冲任二脉之气，为女孩子健康打下根基。

生活片段

记得以前看过一个电视剧，剧中的女主角，14岁过了，但却没有月经。她的继母一直在关注她的月经，老是问女孩月经来了没有。她的继母很着急，对此事耿耿于怀，甚至怀疑女孩是不是病了，所以请郎中给继女看病。经诊断女孩很健康，月经也将不时而至。后来，有一天，继母发现女孩在洗月经弄脏的裤子，暗自窃喜，找到女孩，要给她换种发型，要去祠堂上香拜祖宗，并且还要给各个媒婆送礼、发帖。意思是这个孩子已经长大成熟，可以定亲了。

通过这个剧情，可以说明民间对于女孩"女七"节律的认知度。从一个7岁的黄毛丫头，变成14岁亭亭玉立的小

无论多么忙，妈妈们最好抽空给女儿梳梳头，揉揉脚心（涌泉穴），捏捏脊。

姑娘，这七年称为"二七"。"二七"最重要的变化是女孩要来月经了。《黄帝内经·素问·上古天真论》中有"女子……二七而天癸至，任脉通，太冲脉盛，月事以时下，故有子"。女子来月经标志着发育成熟的开始。在这期间，关注女孩的月经，积极养护女孩的身体，是很有必要的，甚至会影响到女孩一生的健康幸福。女子月经初潮，以后能够怀孕生育，是"任通冲盛"的结果。

在"二七"时，女孩子要想月经顺畅，健康无虞，就要想办法调养任、冲二脉之气。

具体做法，可以按摩任、冲二脉。

任脉是奇经八脉之一。它起于小腹，下出会阴，向上经过阴毛部，沿着腹内，向上经过关元穴，到达咽喉部，再经过面部，到达眼睛下，是一条经过人体前正中线的脉络。

按摩任脉，可以循经按摩。妈妈们可以参考经穴挂图，在女孩的身体上进行按摩；也可以请经络保健师，让他们帮忙按摩或者给家长示范一遍，然后记住，回家给女儿按摩；可以教女孩记住任脉走向及分支，自己按摩。按摩时，最好用空拳推、揉进行，在遇到穴位时，可以加重力度刺激一下。

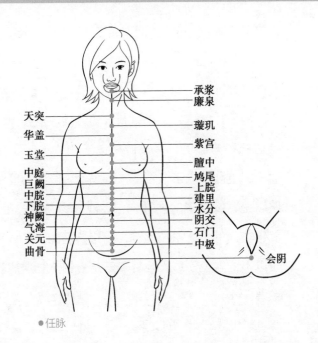

承浆
廉泉
天突
华盖
璇玑
玉堂
紫宫
中庭
膻中
巨阙
鸠尾
中脘
上脘
下脘
建里
神阙
水分
气海
阴交
关元
石门
曲骨
中极
会阴

● 任脉

经常这样做，可以振奋任脉上的气血，调节女性的身体，避免"二七"女子出现月经不调、小腹胀等症。

冲脉也是人体奇经八脉之一。冲有要冲的意思，说明冲脉是人体气血的要冲所在。冲脉起于胞中，下出会阴，并在此分为三支：一支沿腹腔前壁，挟脐上行，与足少阴经相并，散布于胸中，再向上行，经咽喉，环绕口唇；一支沿腹腔后壁，上行于脊柱内；一支出会阴，分别沿股内侧下行到足大趾间。形象地说，冲脉就像人体内的一根网线，上下连接，连接了身体的阴经，从而连通了全身的十二经脉，汇集了人体五脏六腑之血，所以冲脉又被称作"十二经脉之海"。

按摩冲脉，可以参照按摩任脉的方法。尤其是对于不同的身体状况，还可以有针对性地加重按摩力度，比如针对妇科方面的，多按肚脐以下的穴位，或在循经按摩时，加重肚脐以下穴位的按摩力度；肠胃方面的，多按肚脐以上，胸以下的冲脉穴位，或在相关穴位上加重力度；美容方面的，就多按脸部；情绪方面的，多按胸以上、脖子以下的穴位。每天坚持二三十分钟，一定能收到很好的效果。

对于"二七"的女孩来说，冲任二脉气血畅通，才能精力旺盛，开出美丽的青春之花。

"三七"养脏护腑，
让女人灿若夏花

> 在《黄帝内经·素问·上古天真论》中记载："女子……三七，肾气平均，故真牙生而长极。"女性在此阶段，身体的各项发育已逐渐完善。女性最需要做的就是保持身体气血的平衡，不耗损肾气。

记载

"三七，肾气平均，故真牙生而长极。"就是说女性的肾气在这个时间段达到一个平稳充满的趋势，身体的各项发育已逐渐完善。长出了智齿，身高基本停止增长，乳房发育基本完成了，骨盆也变宽了，这个时候的女孩身材是最为曼妙动人的。此时，女性最需要做的就是保持肾气的"平均"，这样，才可能收获更美好的青春和幸福的未来。

那么在"三七"这个时间段，女子该怎么养护自己呢？

首先，要注意调节压力，从 14 岁至 21 岁，这期间大多数女孩要面临初中、高中的升学考试，有着繁忙的学习重任，比较伤神。很多女孩在不断为自己的将来谋划，设想"我要达到什么样的成绩""我要考上什么大学"，虽然胸怀大志是好事，但也需要把目光放在当下，过度就会给自己带来损伤。我们知道，肾主志，要想志向安定，心就要定。保持努力，看淡功过，只要一直向前，不背思想包袱，遇到问题勇于解决，就能收获最佳的结果，即使没有达到目标，也不会太差。

其次，要注意饮食搭配，均衡饮食，可以参考"中国居民膳食宝塔2016"进行安排。可以适当地食用一些补益气血和增强肾气的食物，如山药、莲子、芡实、黑芝麻、黑豆、栗子、核桃、大枣、木耳、海带、香菇等。

此时的女孩对饮食也各有偏嗜，适量的咸味对于肾是有益的，过咸则会造成伤害；控制咖啡的摄入，少吃甜食，尤其少喝奶茶、饮料之类的饮品。因为这些饮食物含反式脂肪酸，还有各种防腐剂、添加剂等，对身体或有潜在的危害。

再次，就是要拥有充足的睡眠。这个时候，很多女孩往往由于学习压力过重，睡觉很晚，时间长了，就会精神委靡，皮肤松弛缺乏弹性，脸上长痘痘。睡觉也要讲究方法，提倡大家睡子午觉。子时是23:00-01:00，是阴气最

形象地说，冲脉就像人体内的一根网线，上下连接，连接了身体的阴经，从而连通了全身的十二经脉，汇集了人体五脏六腑之血，所以冲脉又被称作"十二经脉之海"。

盛、阳气衰弱之时。中医认为"阳气尽则卧"，在这个时间之前入睡，睡眠效果最好，能达到事半功倍的效果。午时，即11：00-13：00，此时阳气最盛，阴气衰弱，午时也应睡觉。不过，午睡应以"小憩"为主，只要30分钟就可以了。午休最佳姿势应该是舒服地躺下，平卧或侧卧，最好是头高脚低，向右侧卧。没有条件的话，尽量仰面倚靠在椅子上，而不是趴在桌子上睡（趴着睡会影响头部血液供应，让人醒后头昏、眼花、乏力）。

另外，避免邪气入侵。中医认为，外感六邪是人体发病的原因。六邪就是风、寒、暑、湿、燥、火六种邪气，避免这些邪气诱发疾病，就要注意起居有常，不要久居湿地，不要淋雨，不要贪凉，不要过度地享受冷气，不要睡在风口，不要穿露脐装……并且一年四季都要注意顺应时节，避免时"气"，比如春避风、温，夏避暑、湿，秋避燥、凉，冬避寒、温等。做到"避"而有效，人就不易受外邪的侵扰，也就不易得病。能保证体内肾气平均，正气存内，会使女孩生长发育得更好，收获更多。

从14岁至21岁，这7年间女孩承载了很多梦想，需要

子时是23：00-01：00，是阴气最盛、阳气衰弱之时。中医认为"阳气尽则卧"，在这个时间之前入睡，睡眠效果最好，能达到事半功倍的效果。

付出很多努力和心血。所以，无论是家长，还是女孩本身，学会必要的健康养生技巧，用心呵护一朵正含苞欲放的花朵，是女孩一生中最重要的事。

午时，即11:00-13:00，此时阳气最盛，阴气衰弱，"阴气尽则寐"，所以午时也应睡觉。不过，午睡应以"小憩"为主，只要30分钟就可以了。午休最佳姿势应该是舒服地躺下，平卧或侧卧，最好是头高脚低，向右侧卧。

"四七"平衡气血，怒放生命，开枝散叶

> 28岁左右是女性的黄金时期，是生孩子的最佳时期。一旦错过了这个年龄段，女性的身体就开始走下坡路，相对不利于优生优育。

"四七"，女性终于迎来了人生的"黄金时期"，如果把"三七"女子比喻成一朵"含苞待放"的花朵，那么"四七"女子就是一朵"怒放"的花朵。

记载

《黄帝内经·素问·上古天真论》中记载："女子……四七，筋骨坚，发长极，身体盛壮"，也就是说28岁的女性身体已发育完成，肾气充盈，所以筋骨变得强壮，头发也光亮浓密，身体状态达到最高峰。这个时候女孩子的任务就是抓紧时间结婚生子。可是，有的女性说，我不想这么早生孩子，还想自由几年，奋斗几年。也是，有些女性辛辛苦苦拼了很多年，终于得到了自己想要的社会地位或工作职位，怕生了孩子会早早退居二线，实在有点不甘心。但是，28岁左右是女性的黄金时期，是生孩子的最佳时期。一旦错过了这

个年龄，女性的生殖功能就开始走下坡路，相对不利于优生优育，大家综合考虑。

那么，在这个时期，我们该如何养护，让自己的身体达到一个"全盛"的状态，以迎接女子的黄金时期呢？

第一，把婚姻大事摆上日程。人家说"恋爱"时的女子最漂亮，所以一个正在恋爱中的女子，一定是喜悦的、憧憬的、浪漫的……这些字眼和女孩的生活联系起来，一定是最滋养女孩的，可以让女孩心情绝佳，气血和顺，明艳动人，如果有爱情的滋润，那么女子的心情绝对是幸福的，温暖的，所以这个时候心情好，一切都觉得美好。

第二，有了宝宝千万别选择流产。流产，不管是药物流产还是人工流产，都会伤及子宫，伤及气血，很多妇科疾病，就跟人工流产有关系，对女性的伤害甚至是一生的。中医讲究"法天道"，也就是说人要按照天道来办事，也就是遵循自然规律。到了该结婚的年纪就结婚，到了该生孩子的时候就生孩子，对身体是比较好的。有了宝宝，只要健康，就不要选择流产。

第三，要注意别太劳累。"四七"（21～28岁）是一个女子身心发育成熟的阶段，这个时候，女孩子对事业、家庭等各方面都会主动承担责任、解决问题，可能会导致身心疲惫。所以，女孩子要学会放手，万事尽力就好，随缘而遇，随遇而安。因为孕育这样的事情在等着，无论是备孕，还是怀孕产哺，都需要女子保证好心情，并且这个好心情需要持续好几年，这样对女子和下一代的健康才更好。

第四，要注意饮食。"四七"女子要注意加强营养，补足肾气，补益气血。在此阶段，不管有没有怀孕，营养的摄入要均衡，要优质。主要应该摄入的营养物质有蛋白质、碳水化合物、脂肪、维生素和微量元素等。①蛋白质类，来源于牛奶及奶类食品、鸡蛋、鱼、豆及豆制品等。这些食物还含有丰富的钙质，能促进女性及胎儿骨骼和牙齿的发育，可以预防妊娠高血压疾病等。②蔬菜水果类，含丰富的维生素和矿物质，可增强身体抵抗力，是维持人体正常生理功能所必需的营养物质。保证每天摄入 300～500 克蔬菜，深色蔬菜应占 1/2；保证每天摄入 200～350 克新鲜水果，果汁不能代替鲜果。③水及流质，有助消化，帮助排泄，亦是构成胎儿身体的重要成分，每日需要量 1500 毫升左右。④脂类：来源于畜禽肉类、烹调油、坚果等。脂肪为人体提供亚麻酸油，有利于胎儿神经系统的发育，它经过胎盘传输给胎儿，促进胎儿发育，构造体内各组织，是生命的物质基础。⑤五谷杂粮类，提供碳水化合物及一些特殊的营养素，是饮食的基础，每日需要量 400～500 克。

另外，此时期还可以多吃一些养肝养肾、补益气血的食物，如大枣、桂圆（怀孕了别吃）、糯米、核桃、花生、芡实、山药等。也可以参考本书前面的章节，学习补益肝肾和补益气血的方法。保证充足的睡眠，不要熬夜，不要太劳累，并且适度地运动，最宜散步，每天保证 30 分钟左右，或其他有氧运动 1 小时。

总之，这个期间的女性，可以围绕孕育安排好自己的生活，顺应"天道"，收获一个幸福的家庭和人生。

"五七"防衰驻颜的
关键时期

" 《黄帝内经·素问·上古天真论》中记载:"女子……五七,阳明脉衰,面始焦,发始堕"。也就是说,35岁左右的女性阳明脉开始衰弱,逐渐开始出现面色发黄、脱发、皱纹初现等情况。女性在此时要将养生提上日程,注意抗击衰老,养好脾胃才是最重要的。

"五七"是女性一生中最"凌乱"的阶段。这个时期的女性,生活就是一个字——忙,忙家务、忙老人、忙小孩,还要忙工作,让女性朋友们疲惫不堪。但是,再怎么疲惫,也别忘了照顾好自己,只有自己身强体壮,才有更多的精力去关爱他人。

记载

不仅忙,"五七"的女性,还要承受"衰老"的悄然袭击。《黄帝内经·素问·上古天真论》中记载:"女子……五七,阳明脉衰,面始焦,发始堕"。也就是说,35岁左右的女性阳明脉开始衰弱,出现面色发黄、脱发的情况。阳明脉就是我们的胃经和大肠经,是多气多血的经脉,虚衰时,也就说明女性体内的气血开始衰减了,这时就要注意养气血。

这个阶段足阳明胃经对女性的影响较大，因为足阳明胃经"循行部位起于鼻翼旁（迎香穴），挟鼻上行，左右侧交会于鼻根部，旁行入目内眦，与足太阳经相交，向下沿鼻柱外侧，入上齿中，还出，挟口两旁，环绕嘴唇，在颏唇沟承浆穴处左右相交，退回沿下颌骨后下缘到大迎穴处，沿下颌角上行过耳前，经过上关穴，沿发际，到额前。"也就是说，足阳明胃经经过人的两鬓角和脸面部位，一旦阳明脉胃经虚衰，脸面上出现皱纹是很正常的。足阳明胃经分支又交于足太阴脾经，脾胃互为表里，胃经气血衰减，脾经也脱不了干系，所以，防衰老，健脾胃很重要。

记载

在《黄帝内经》中有"六经为川，肠胃为海"的说法，也就是说人体的三阴经和三阳经是涓涓细流，而肠胃经脉才是汇集这些细流的大海。要想人体的其他经脉气血充足，脏腑功能正常，首先要保证肠胃的功能正常。俗话说"人老胃先老"，只要照顾好我们的肠胃，就能够显著改善衰老的状况。

调气养血
女人养好气血最年轻

流产，不管是药物流产还是人工流产，都会伤及子宫，伤及气血，很多妇科疾病，就跟人工流产有关系，对女性的伤害甚至是一生的。

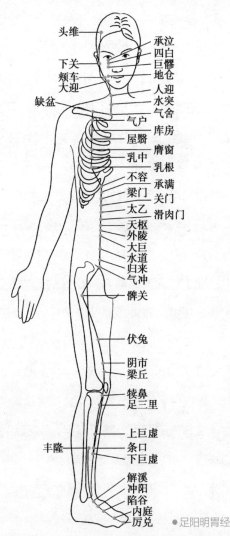

头维
承泣
白
四巨髎
下关
颊车
大迎
缺盆
地仓
人迎
水突
气舍
气户
库房
屋翳
膺窗
乳中
乳根
不容
承满
梁门
关门
太乙
滑肉门
天枢
外陵
大巨
巨道
水道
归来
气冲
髀关
伏兔
阴市
梁丘
犊鼻
足三里
上巨虚
丰隆
条口
下巨虚
解溪
冲阳
陷谷
内庭
厉兑

● 足阳明胃经

《黄帝内经·素问·上古天真论》
中记载："女子……五七，阳
明脉衰，面始焦，发始堕"。

231

养胃，首先要在饮食上进行调理。多吃细软、容易消化的食物，少吃或尽量不吃生、冷、硬、肥腻的食物以及不新鲜或变质的食物。还要注意多摄入新鲜的蔬菜、水果，适当地吃些粗杂粮，但是粗杂粮的比例不能高于细粮，因为过食粗杂粮对胃也不好。饮食上还要注意少食多餐，让胃有时间、有空间来消化食物，不要过量，也不要过饥，更不要毫无规律。

女性朋友可以多喝酸奶。酸奶中含有多种益生菌，不但能够抑制肠道内有害细菌的产生，还能健脾养胃助消化，减少一些肠胃的器质性病变，也能够保护脾胃不受伤害，有助于气血的化生。同时，要有一个好的心态。要知道 90% 的肠胃病都与坏情绪有关。尤其是"五七"女子，忙碌是避免不了的生活主题，由此带来的各种麻烦和压力，也让此时的女性朋友们"应接不暇"，难免会生气、忧郁。所以，凡事都要想开，过度劳累、过度生气都会损害脾胃健康，应该懂得不管做什么事情尽力而为就可以了，不要太注重结果。拥有豁达的心态，才能让你更好地享受人生。

另外，还可以吃一些药食两用的药膳来调理阳明脉的气血，如山药大枣粥、大枣芡实糊等。

山药大枣粥

制作方法：大枣10个，淮山药200克，大米100克，红糖适量。大枣洗净，切成两半，淮山药洗净，去皮，切小块，同大枣一起放入砂锅中，再加足量的水，开大火煮沸，然后将淘洗干净的大米倒入锅中，搅拌均匀，注意别糊锅，煮沸后调小火慢煮，一边煮一边搅拌，直至粥稠米化，调入红糖即可食用。

大枣芡实糊

制作方法：大枣10个，芡实100克。将芡实泡一夜，第二天早上和切碎去核的大枣一起放入豆浆机中，按"米糊"键，开机制作即可。可加入红糖或蜂蜜等。

这两道香甜的粥、糊，非常适合养肠胃，甘味入脾胃，大枣、山药、芡实都是补益气血、健脾养胃的经典食材，对厚补肠道也有益。"五七"女子若不会保养，或者找不到更好的保养方法，不妨试试这两道补益的肴品，可以援助阳明脉的气血，让衰老来得更晚些。

在《黄帝内经》中有"六经为川，肠胃为海"的说法，也就是说人体的三阴经和三阳经是涓涓细流，而肠胃经脉才是汇集这些细流的大海。要想人体的其他经脉气血充足，脏腑功能正常，首先要保证肠胃的功能正常。

还要提醒各位女性朋友的是，阳明脉衰，也会带来很多疾病，尤其是肠胃方面的疾病。所以，当感觉不舒服时，抓紧时间治，这是对生命的负责，也对抗衰老有益。

　　另外，女性朋友们也可以循经对足阳明胃经和手阳明大肠经进行按摩，可以畅通阳明脉的气血，抗击衰老。具体做法是：对照足阳明胃经和手阳明大肠经的挂图，了解这两条经脉的循经路线，在自己的身体上演练操作。也可以请保健按摩师进行按摩，记住按摩的循经路线和手法，回家自己操作。再或者，借助按摩工具，循经按摩，也可以。

　　总之，"五七"女子需要特别照顾，避免早衰。

可以吃一些药食两用的药膳来调理阳明脉
的气血，如山药大枣粥、大枣芡实糊等。

"六七"懂保养，让女性魅力再升值

> 《黄帝内经·素问·上古天真论》中记载："女子……六七，三阳脉衰于上，面皆焦，发始白"。所以，女性在这个时期，最重要的是拯救三阳脉，扶助阳气是延缓衰老的重点。

记载

《黄帝内经·素问·上古天真论》中记载："女子……六七,三阳脉衰于上，面皆焦，发始白"。也就是说女性在这个时候，手三阳和足三阳这六条经脉的气血全都开始走下坡路了，六腑的功能衰弱使女性老态毕露，面目开始变得衰老，头发也开始变白，要想拯救衰老的容颜，女性就要调理好六腑，调养好三阳脉。

有句话叫"女人四十豆腐渣"，但是生活中不少女性即使40多岁了，还依旧年轻漂亮。所以，女性会保养、懂保养，才是最主要的，女人到了40岁才是真正散发迷人魅力的时刻。

先来看一个例子，于女士42岁，1977年出生。她的人生有些坎坷，很早结婚，然后又很早离婚，一个人养育孩子，还经历过癌症，但是她无论多少难关都闯过来了。于女士如今已是"六七"的年龄，依旧美得像朵花一样，光鲜靓丽，独立自主，事业有拼劲儿，人生也潇洒自得。她就是女人中的骄傲，像封藏得恰到好处的酒，不饮闻之即醉，人生的感悟都精粹成了透明的清冽，入口醇厚，圆润爽喉。细究她的前半生，虽然命运叵测，但是依旧乐观，积极生活，尤其是在饮食上和自我保养上很有见解。

于女士是一个养生保健类图书编辑，自己还开过养生食疗馆，所以，一直都在饮食上没亏待过自己和孩子。虽然是单亲家庭，但饮食从来不凑合，每顿饭菜，都新鲜精致，营养均衡，并且不暴饮暴食，每样吃点，吃好为止。于女士定期去桑拿洗浴，按摩保健。她的见解是，洗桑拿可以排毒，按摩可以鼓动气血，有益脏腑健康，并且按摩的同时，也可以排毒，所以这可能也是她美的关键。另外，于女士的心态很好，这是她越挫越勇、越来越有魅力的关键。一个好心态的女子总会有好运气，不是花未开，只是还没到时候。虽然

她35岁之前一直坎坷，但是随遇而安，凡事尽力而为，待到
有贵人相助的那一刻，定会光芒四射。

　　"六七"的女性，最关键的是利用好三阳脉来保健，循
经按摩少不了，具体做法可以参考前面的内容，如对照手三
阳经（手阳明大肠经、手太阳小肠经、手少阳三焦经）和足
三阳经（足阳明胃经、足太阳膀胱经、足少阳胆经）的循经
路线，在自己的身体上演练操作，也可以请保健按摩师进行
按摩，记住按摩的循经路线和手法，回家自己操作。再或者，
借助按摩工具，循经按摩，都可以。

　　这六条经脉是六腑的经脉，除了按摩之外，还要注意在
日常生活中养护好六腑，比如规律的饮食，注意保持好情绪、
好心态，可以参考前面的相关内容。另外，还可以根据六条
阳脉的特殊性运用些简单的养生方法，效果也是不错的。

　　搓擦面部。每天早晚，洗干净手和脸，双手搓至热，然
后用双手捧脸，沿下颌、嘴唇、鼻子、前额、两鬓、面颊的
顺序反复摩擦至面部发热为止，动作要轻柔舒缓，速度均
匀。中医认为，面部聚集了人体的许多重要穴位和经脉，三
阳脉均在面部有分布，尤其是足阳明胃经几乎密布在人体的
面部。按摩这几条经脉，能够通经活络，对于促进六腑气血

流通有利。只有气血流通了，身体才能更好地消化和吸收营养，排泄废物。人自然就容光焕发，脸色好看，还能预防皱纹产生。

泡脚。每天用热水泡脚，轻轻按摩自己的脚底和脚面。如果觉得哪个位置有压痛，就可能是经络气血瘀滞造成的。经常按摩，疼痛可以消失，也能疏通足三阳经，使经脉气血通畅，人就不易生病。

另外，也可以常吃一道"归杞羊肉汤"，这道汤适合三阳脉衰的女子。

 归杞羊肉汤

制法：当归10克，枸杞子15克，羊肉500克。将羊肉洗净，泡入水中2小时，倒掉血污，然后放入炖锅中，加入当归和枸杞子，再加入足量的水，大火烧沸，再转小火慢炖2小时，调入盐等即可食用。

养生功效：此汤可以振奋阳气，鼓动三阳脉的气血，避免阳气过衰。当归是女科圣药，对三阳脉衰、气血亏虚所致的女性疾病有调理作用。枸杞子可平补肝肾。羊肉可以温补肾阳，使人体阳气之根不衰，能保存女性的气血"实力"，有助于抗衰老。

　　总之，从养生的角度看，"六七"女性，并未陷入绝境，反倒是一个可以"绝地逢生"的年龄。女性要振作起来，扶助自己的阳气生长，让美丽再上一个档次。

"六七"懂保养，让女性魅力再升值

"七七"重养心，让自己平安过春秋

> 话说女人到了"七七"的年龄段，冲、任二脉都虚弱了，衰老也随之而来了。所以，"遵循天道"并挽救冲、任二脉之气血，才是最应该采取的养生方式。

生活片段　　来看一个例子。冯女士今年快50岁了，很不幸的是，3年前，儿子因病去世，这个打击对她来说是巨大的，整个人的精神都垮了。她还有一个女儿，每每看到女儿，就想起儿子，逢人就说自己真的很想再生一个，给女儿做个伴。结果她去医院询问有没有可能性，都建议她不要生。

照常理来讲，可能大家都会建议她"不要生"，不过对于特殊情况，我们就另当别论。先不说能不能生，就说一下这个时期女性有没有条件生或者身体会给孕育造成一个什么样的影响。

记载　　也许冯女士觉得自己能生，是因为还有月经，但是《黄帝内经·素问·上古天真论》中记载："女子……七七，任脉虚，太冲脉衰少，天癸竭，地道不通，故形坏而无子也"。

也就是说女人到了 49 岁左右，任脉虚弱，冲脉衰退，维持月经和胎孕的物质枯竭，月经停止或即将停止，失去了生育能力。所以，此时选择孕育不是一个明智的决定。虽然医学上可能有办法，但是我们应该"遵循天道"，才是最合理的。我们说女性从"二七"时，"天癸至，任脉通，太冲脉盛，月事以时下，故有子"，而到了"七七"时，"任脉虚，太冲脉衰少，天癸竭，地道不通，故形坏而无子也"，对于女性的生殖功能来说，这是一个客观规律。

🗒 记载

转换到我们主题上来讲，"七七"的女性大多都面临绝经，绝经后问题就随之而来了。《妇人大全良方》中指出："妇人病有三十六种，皆由冲任劳损而致。""七七"女性当"地道不通（即经水绝止）"时，还会出现失眠、焦虑、抑郁等症状，而这些症状归根到底都是由于冲、任二脉血虚造成的。因此，调理冲、任二脉，对这个时期的女性来说，是一门必修课。

怎么调理冲、任二脉，循经按摩很重要，具体的做法可以参考前面相关内容，比如对照冲、任二脉的循经路线，在自己的身体上演练操作，也可以请保健按摩师进行按摩，记

《黄帝内经·素问·上古天真论》中记载："女子……七七，任脉虚，太冲脉衰少，天癸竭，地道不通，故形坏而无子也"。

住按摩的循经路线和手法，回家自己操作。再或者，借助按摩工具，循经按摩，都可以。

如果女性朋友觉得上述的循经按摩麻烦，也可以只按摩两个穴位：一个是公孙穴，一个是列缺穴。

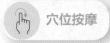

穴位按摩

公孙穴是八脉交会的穴位，通于冲脉。按摩公孙穴，能够宁心安神、补中益气，防治冲脉疾病。公孙穴在第1跖骨基底部的前下方，赤白肉际处。从脚拇指内侧缘沿赤白肉际向足跟方向，经过第一个突起处，向下凹陷的位置即是。用示指（食指）或拇指按摩，以酸痛为度，每天可进行数遍，尤其是晚上泡完脚后，按摩此穴最有益。

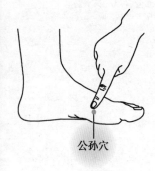

公孙穴

列缺穴也是八脉交会的穴位，通于任脉。按摩列缺穴能够很好地调理任脉，治疗头痛、头晕、颈项强等疾病，对更年期症状也有益。列缺穴在前臂，腕掌侧远端

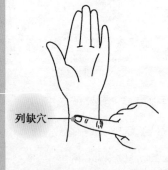

列缺穴

调气养血

横纹上1.5寸，拇短伸肌腱与拇长展肌腱之间，拇长展肌腱沟的凹陷中。简便取穴法：两手虎口自然交叉，一手示指（食指）按在另一手的桡骨茎突上，当示指尖到达之凹陷处取穴。用示指（食指）按揉列缺穴，以酸痛为度。

调理好冲、任二脉，能避免多种疾病的侵害。

"七七"女性，要注意养心。 人生经历了各种风雨，此时应该拥有一个好心态，平静而乐观地对待未来的生活。"养生贵在养心"，只有心情愉快、心胸豁达，才可能永葆青春。

要注意饮食，以清淡为主，少量多餐。 临近50岁的人脾胃的运化能力减弱了，再大吃大喝，就会给身体造成负担，代谢不出去，就开始发胖，开始生病。"七七"女子，饮食尽量以清淡为主，饮食的选择和量的选择可以参考"中国居民平衡膳食宝塔2016"。在制作上，以清蒸、炖煮为主。三餐营养均衡，量上按3：4：3的比例安排最合适。

要多运动。 "生命在于运动"。"七七"后的女性运动协调性差，骨骼也变得脆弱，身体无法承受较大的运动量，但游泳、散步、太极拳、五禽戏等运动比较适宜。运动量不宜太大，以身体稍稍出汗为宜，关键是长期坚持，不可三天打鱼

公孙穴是八脉交会的穴位，通于冲脉。按摩公孙穴，能够宁心安神、补中益气，防治冲脉疾病。

两天晒网。

要有自己的爱好。这个时期的女性会面临绝经带来的更年期问题，容易出现抑郁情绪。可多参加一些集体活动，如插花、做菜、跳舞、读书看报等，经常动手动脑，能够找到很多乐趣，从而保持身体活力，陶冶情操。

"七七"女性应该每年体检，做到有病早防早治，这是提高生命质量、抗击衰老的重要方法。

所以，女性面临衰老不要怕，日虽过午，夕阳尚远，50岁的女性要多学会一些养生技巧，保持身体冲、任二脉气血畅通，才会健康长久。

"养生贵在养心"，只有心情愉快、心胸豁达，才可能永葆青春。

第
六
章

孕 育 易 亏 气 血 ，
要 做 好 必 要 的 养 护

　　女性，除了与男性一样需要参加工作、劳动外，还担负着孕育子女的重任。孕育时，如果稍不注意，就容易引起孕产妇气血亏虚，因为孕、产、乳都需要靠女性的气血去化生和支撑。如果孕、产、乳时，女性的气血亏虚，不仅伤害的是母亲自己，也影响到胎儿的优生、优孕、优育。所以，女性要注意孕产时期的养护，避免气血亏虚，影响优生、优孕、优育，也避免给自己的身体带来麻烦。

孕前调养最为重，
别因无知影响宝贝儿

孩子要在母体里生长发育，母体的健康状态直接影响到胎儿的健康。如果母体本身气血就不足，那孩子的发育受消极影响是毋庸置疑的。因此，调理好气血，才能生出健康宝宝。

记载

《红楼梦》第三回写到，众人见林黛玉身体面庞"怯弱不胜"，就知道她有"不足之症"。黛玉自己也说"从会吃饮食时便吃药"，可见，一个先天不足的孩子往往很难拥有健康的体魄。《景岳全书》中记载："求子者必先求母……倘欲为子嗣之谋，而不先谋基址，非计得也。"意思是说，孩子要在母体里生长发育，母体的健康状态直接影响到胎儿的健康。如果母体本身就气血不足，那孩子的发育受到影响是毋庸置疑的。所以，为了保证顺利的孕育，要从孕育前就注意调理气血，做好孕期保健，为顺利孕育做努力。

中医认为，女子受孕必须具备 3 个条件。

一是肾气盛。肾为五脏六腑之本，藏精气，主生殖，为孕育之源。只有肾气旺盛，精气充足，子宫才能进行行经、妊娠等生理活动。

　　二是胞络通畅。胞络是联系子宫的络脉，若胞络闭塞，则无从输精于胞宫，不易怀孕。

　　三是胞宫寒温适度。胞宫是孕育胎儿的器官，若气血功能紊乱，六淫七情、痰湿瘀血等因素影响胞宫，致胞宫寒温失宜，阴阳偏颇，则不能摄精受孕，即使受孕，也易导致流产或胎儿畸形。

　　从受孕前的几个月开始，夫妇双方要加强营养，食物种类要全面。注意合理的饮食搭配，以五谷杂粮为主，蔬菜水果为助，蛋奶肉鱼适量，如果不明白，可以参考"中国居民平衡膳食宝塔 2016"进行安排。可以多吃补肾气的食物，如鱼、虾、山药、核桃、黑芝麻等。还可以多吃健脾胃、益气血的食物，如大枣、核桃、芡实、小米、饴糖、黑芝麻等。不可暴饮暴食，以免加重脾胃负担。不吃或者少吃刺激性食物，更不能吃烧烤或是大量的加工食品等，因为这类食物不仅可能给身体带来负担，并且也可能会破坏人体的气血，尤其是一些成分可能会致畸、流产，所以一定要吃原生态的食物，并且要吃细软、甘甜、健康、卫生，与脾胃和肾相合的食物。另外，要注意不吃寒凉的食物，可以吃些温补助阳的食物，避免宫寒诱发不孕或流产。烟酒要戒掉，对孕育都不利。

要调理月经。月经对于女性受孕的意义非常重大。如果女性经血不畅，说明气血失调。月经不调主要有寒、热、湿邪，生活所伤，内伤七情，瘀血壅阻及体质因素五大类原因。虽然其病因复杂，临床表现多端，但其病机主要是脏腑功能失常、气血失调等所致。所以，可针对病因、病症，辨证分型治疗。如因肝肾不足、胞脉失养者，治当以补肾调经、养血益精之法；因肝郁气滞、胞脉不畅者，治宜用疏肝理气、养血调经之法；因肾阳不足，胞经寒瘀互结者，就需要治以温肾壮阳、温宫养血之法。具体病症，请找当地的中医大夫调理，不可盲目自行用药。

孕期生活起居要有规律。女性怀孕之后，气血聚以养胎，体质较平素为弱，正气暂虚，若不谨慎调护，虚邪贼风极易乘虚而入。尤其是感染时邪，不仅损及孕妇，还可直接影响胎儿的生长发育，甚至导致流产、妊娠诸疾或胎儿先天性畸形。孕期生活起居要有规律，孕妇要比常人更加注意寒温的调摄，顺应气候的变化。天凉则添衣，天热则减衣，天寒宜取暖，天暑宜降温。出门避大风，雨雪勿外出，减少气候骤变对人体的伤害。同时，也要注意居室内空气流通，保持空气新鲜，勿去空气污浊、环境污染的场所，避免为其所伤。

记载

北宋·徐之才《逐月养胎法》中记载："妊娠五月……卧必晏起，沐浴浣衣，深其居处，厚其衣服。"孕妇应注意个人卫生，经常洗澡，勤换洗衣裤。并且孕妇的衣着，宜宽大、柔软、合体，忌胸腹束缚过紧，以免影响孕妇的呼吸、气血运行及胎儿的发育。

此外，妊娠期间要节制房事，节欲保胎。房事不节，易于伤肾而致胎元不固，造成流产、早产，也易使孕妇及胎儿宫内感染的概率增大。特别是妊娠头三个月和最后一个半月，应当停止房事。

常有一些女性觉得不舒服时，去医院检查又查不出得了什么病，这很可能表示进入了亚健康的状态。亚健康对孕育是不利的，怀孕后对于体内的宝宝也会产生不良影响。亚健康的状态有很多种，如阳虚、阴虚、气虚、血虚等。因此，怀孕前一定要去咨询专业医师，辨证调理、施治，不能自作主张用药。同时不可随意使用抗生素或激素类药物，必须在医生指导下使用。如果患有其他疾病，请先积极治疗疾病。

当然，还有最重要的一点是，尽量不要错过最佳生育年龄。女人的最佳生育年龄段是 25～35 岁，最好别超过 35 岁。这一时期女性生殖系统发育完全成熟，功能亦最佳。这个时期卵子质量高，若怀胎生育，并发症少，分娩危险小，胎儿生长发育好，早产、畸形儿和痴呆儿的发生率低。从受孕季节上来说，5～7 月是受孕的最佳时间。准妈妈在 5～7 月怀孕，到来年的 3～5 月生育，这样孩子出生正好跨过严寒，又避开酷暑，婴儿的护理相对比较容易。准妈妈选择在 5～7 月受孕，此时正值春夏交替，各种水果、蔬菜比较充足，也有利于摄取营养。

在计划受孕时，夫妇双方应共同创造安静、舒适的生活环境，保持乐观的情绪。精神愉快有益于生殖细胞和受精卵的发育，为胚胎发育奠定良好的基础。孕育时，女性保持良好的情绪，就是最好的胎教，也会降低很多意外的风险。

为了下一代的健康，夫妇双方要注意制定孕期养生计划，调理好气血，孕育出健康、聪明的宝宝。

孕前调养最为重，别因无知影响宝贝儿

要想母子平安，良好饮食不可少

> 孕妇要注意补益气血，否则有可能会造成孕妇身体不佳，出现流产，或有生育不健康的婴儿等风险。孕期多吃益气养血的食物，是孕期保健的一个重要养生内容。

记载

清·单南山《胎产指南》中记载："若禀不足而气血衰，脾胃弱，饮食少，则虚症百出，孕成数堕，或产子不寿，必资药力以助母安胎寿子也。"这句话的意思是说，孕妇若素体气血虚、脾胃虚弱、饮食减少，则亏虚日增。如此则必须健脾胃，补气血，必要时采用药物来助养气血以益母养胎。这也点出了孕期补益气血的重要性。许多中药是药食同源的。若不到已病之时，只是平时调理，能用食物解决的问题，尽量不要选择药物。

记载

关于孕妇饮食，《女科秘要》中记载："大约宜淡薄不宜肥浓，宜轻清不宜重浊，宜甘平不宜辛热，宜温补不宜耗散……"就是说孕妇饮食宜清淡、宜甘平、宜温补，不宜肥腻、辛燥、寒凉，也就是多吃益气养血的食物，因为甘入脾胃，温补益气血。这可作为孕妇饮食调养的一般原则，值得借鉴。

另外，需要注意的是，在孕期多吃益气养血的食物，最好是含铁量高的食物，如蛋黄、牛肉，动物肝、肾，海带、豆类等。多吃一些富含维生素 C 的食物，有利于铁的吸收。也可以用一些药膳来帮孕妇补益气血。孕期补益需谨慎，我们在这里推荐几种佳肴，供大家参考，孕期女性朋友可根据自己的情况和喜好自由选择。

 杞枣鸡蛋汤

制作方法：枸杞子20克，大枣10枚，鸡蛋2个，同煮。蛋熟后去壳再同煮10分钟。吃蛋饮汤，每天或隔天1次。

养生功效：有补虚劳、益气血、健脾胃等功效。可治疗贫血，还可用于体质虚弱、头晕眼花、健忘失眠的调理。

 乌枣粥

制作方法：制首乌30克，大枣5枚，粳米100克。先以制首乌煎

关于孕妇饮食，《女科秘要》中记载："大约宜淡薄不宜肥浓，宜轻清不宜重浊，宜甘平不宜辛热，宜温补不宜耗散……"

取浓汁去渣，加入大枣和粳米煮粥。粥成，放入适量红糖，再煮，沸腾一两次即可。趁热温服。

养生功效：补肝益肾，补气养血。适用于孕妇肝肾阴虚证、血虚证。首乌忌铁器，煎汤煮粥时需用砂锅或搪瓷锅。

猪肝山药粥

制作方法：猪肝（其他动物肝脏也可以）100～150克，山药50克，粳米100克。先将猪肝洗净切碎，山药、粳米一同入锅，加水1 000毫升及葱、姜、油、盐各适量。先用旺火烧开，再转用文火熬煮成稀粥。日服1剂，分数次食用。

养生功效：这是一款很常见的药膳，具有养血补肝、益气健脾、明目的功效。适用于孕期血虚萎黄、贫血等症。

中医学认为，孕妇如果素体气血不足，加之妊娠失养（饮食偏嗜、营养缺乏），气血生化会更不足，阴血亏损使胎失所养，所以在孕早期会有先兆流产，也就是中医所说胎漏、胎动不安的情况发生。因此，从孕前就需要注意调理气血，孕期更要注意加强保健。上面的药膳，基本都可以选择。另外，还要注意从日常生活着手，改变不良的饮食习惯，也可以防止气血虚，具体有以下几点建议。

早餐要吃好。很多女性有不吃早餐的习惯，如果这种习惯延续到孕期，对于女性以及腹中的胎儿都有不利影响。早餐是一天活力的来源，也是决定一天体力与脑力的关键。因此，早餐一定要吃，并且营养要搭配好，蔬菜、水果、牛奶、蛋类、主食，一个都不能少。饮食尽量多样化，且多吃些含足量蛋白质和碳水化合物的食物，这样就可以为一整天的精、气、神打好基础，为补益气血提供足够的营养物质。

午餐和晚餐也应追求饮食多样化，以保证营养均衡、全面。经常在外面吃快餐或者在外就餐的人，要保证荤素搭配、多吃蔬菜，且尽量选择以健康诉求为主题的餐厅就餐，在饮食搭配上更注重营养均衡。

在饮食的选择上，要多选鱼类、豆类以及补气血的食物等。鱼类和豆类食物是优质蛋白质的最佳来源，是补益元气不可缺少的一部分。在烹调时，鱼类应尽量采用清蒸、水煮等比较简单的烹调方式，尽量避免油炸等，以免热量摄取过多，造成体重增加。补气血的食物前面我们也提到了很多，在这里还要特别提一下小米。因为小米具有"胃之谷"之称，

鱼类和豆类食物是优质蛋白质的最佳来源，是补益气血不可缺少的一部分。

是补益气血非常好的食物，非常适合孕妇或产妇食用。孕妈妈可以将小米煮成粥，搭配红糖食用；或者将小米搭配其他食材，如鸡蛋、猪肉、鱼片等，煮成粥食用。长期吃，可以避免身体出现气血虚的情况，保证胎宝宝的健康生长。

需要注意的是，怀孕的女性朋友千万别想着减肥、瘦身，过度控制热量的摄入，或吃一些有助于减肥的食材，更不要为了瘦身、瘦小腹等，长期以青菜、水果裹腹，这样极易导致营养缺乏，以致脏腑功能变差，不仅身体易患病，还会影响胎儿的生长发育。孕期是一个需要营养和气血的非常时期，一切以营养均衡、气血充沛为主，多吃益气养血的食物，以保母子平安。

小米具有"胃之谷"之称，是补益气血非常好的食物，非常适合孕妇或产妇食用。

孕期坚持练瑜伽，生娃一点不费力

> 孕妇练瑜伽，可以畅通气血，放松身心，令呼吸顺畅，缓解身体不适，增强身体平衡感，控制腹部肌肉力量，还有助于分娩时缩短产程，益处多多。有条件的孕妇可以在医生的指导下练习瑜伽。

记载

生命在于运动，孕妇也必须保持经常而适度的活动，才能使全身气血通畅，使胎儿得以滋养，有利于胎儿的生长、发育和分娩。《万氏妇人科》中记载："妇人受胎之后，常宜行动往来，使血气通流，百脉和畅，自无难产。若好逸恶劳，好静恶动，贪卧养娇，则气停血滞，临产多难。"所以，怀孕后，孕妇要根据自己的身体情况适度地运动，散步就是最佳的运动。

不过，有些人说："我就不爱走路，还有什么运动适合孕妇吗？"答案是瑜伽。尤其是最近10多年，孕妇练习瑜伽已经不是什么稀奇事儿了，并且很多医院也都开展孕期瑜伽的培训课程，帮孕妈妈们缓解孕期的不适，帮助孕妇放松。

孕期练习适合的瑜伽体式，可以缓解压力，畅通气血，有很多好处。

1. 孕期容易感受压力，孕妇会有一些不良情绪，比如恐惧、焦虑等。练习瑜伽能够使孕妇达到身体和精神的双重协调。净化心灵，使思想平静安宁，缓解紧张心情，帮助孕妇建立自信，对于孕育及后期的顺产都会有益。

2. 瑜伽可以用体式和气息调节人体气血，使气血畅通无阻地运行，有益身体健康，有益于孕期的养胎需要，也更益于抵抗疾病，保证孕产顺利。

3. 经常练习瑜伽，可以使肌肉的力量和伸缩性加强，增强髋部、脊柱和腹部肌肉力量来支撑子宫里宝宝的重量，缓解腰酸、背痛等症状。改善平衡与协调能力，加强耐力，培养力量和柔韧性。这些都有助于孕妇生产时有足够的力量分娩宝宝，避免分娩时发生意外。

4. 通过练习孕期瑜伽，孕妇可以练习正确的呼吸技巧和放松方法，从而使身体获得更多的氧气，使身体功能增强，有益于胎儿的健康，并且为分娩顺利进行打下基础。

5. 练习瑜伽还会让孕妈妈睡眠更好，充足的睡眠对于孕妈妈和宝宝来说，都是很重要的。

6. 练习孕期瑜伽，可以对胎儿进行适当而温和的刺激和按摩，还可使胎儿对外界的反应增强，出生后，会更灵活敏锐，促进宝宝健康成长。

7. 练习瑜伽可以调节激素的分泌，有助于维持孕期的各种激素水平，让孕育变得更顺利。

8. 练习瑜伽可消耗身体热能，提高代谢率，使人流汗排毒，燃烧脂肪，帮孕妈妈达到美体塑形的目的。

总之，瑜伽对于孕妇来说，是一项非常好的运动，有条件、有时间的准妈妈们可以经常练习。但一定要记住，要在专业老师的指导下练习。

一般来说，怀孕前一直在练瑜伽的女性，怀孕期间均可继续练习，直至分娩之前一个星期可休息下来，改为练习简单的动作及瑜伽呼吸法。至于从未练过瑜伽的孕妇，最好在怀孕 3 个月后再开始上孕妇瑜伽班，往后亦可维持练习至分娩。

练习瑜伽，宜在空腹时或饭后 2 小时进行。先解小便，排空膀胱，穿着透气吸汗的运动服装，防止因弄湿身体而着凉。选择温度适中的环境练习（室温 22～23℃），保持空气流通。

练习时，精神要集中，动作缓慢柔和，配合呼吸均匀缓慢，绵绵不断。如果觉得疲倦就应慢慢停下来休息，不要勉强。避免高难度的动作，以个人及胎儿的安全为先。建议孕妇持之以恒，每日练习30～60分钟。以循序渐进、由少至多、量力而为的方式持续进行。若身体患有疾病，如关节及骨骼问题，练习瑜伽前，宜先请教医生的意见。

一般，瑜伽导师推荐的适合孕妇的瑜伽体式有很多，在这里我们介绍几个供大家参考。

呼吸或冥想调节：自然盘坐，或平躺仰卧。首先将一只手放在胸部，感受胸式呼吸，然后吸气，双手轻轻放于腹部，随着腹部扩张，横膈膜下降，让气流带动双手自然分开；呼气，内收腹部，横膈自然上升。尽量让呼吸均匀深长，注意力要集中在呼吸上，不去思考其他事。重复做5轮腹式呼吸，然后停下来休息1分钟，再继续其他的瑜伽体式。

也可以用瑜伽完全呼吸法，要领是：轻轻吸气，吸到腹部的位置，感觉腹部区域已充满气体，继续吸气，尽量将胸部吸满，扩张至最大限度，感觉气体从胸部区域下半部渐渐地充满至上半部，这时，你的腹部将会渐渐内收。呼气时，肋骨收回，小腹收紧。

此练习不仅可以将体内的废气排出体外，增加氧气供应，

孕期坚持练瑜伽，生娃一点不费力

净化血液，也可以使人心灵清澈，缓解压力，消除怀孕的紧张感。

在练习瑜伽呼吸时，也可以用自然、深长的呼吸专注某一事物，练习冥想。比如专注自己的子宫，想象这是一个黄金般的房子，里面住着一个非常漂亮、可爱的孩子，他有极美的眼睛、美丽的头发、高挺的鼻梁、红嘟嘟可爱的小嘴、胖乎乎匀称的体态，他在迷人地笑……总之，给予宝宝最美的想象，专注于此，练习冥想。

山式： 双脚并拢站立，伸展所有脚趾，膝盖绷直，向后用力，脊柱向上伸展，放下肩膀，颈部挺直，目视前方，向上尽量伸展双臂，双手互扣，拉开身体，保持一两分钟。找到脚趾、脚跟和身体中心线的平衡点，使身体受力均匀，改善姿态，增强活力。

这个姿势可调整脊柱的不适，使臀部上提，胸部开阔，双肩放松，是很好的改

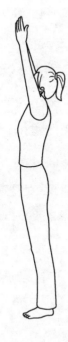

● 山式

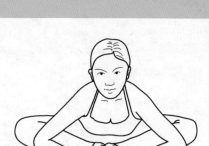

●束角式

善疲劳的姿势，孕期保持练习，产后腰部、脚跟的不适会大大缓解。

束角式： 坐姿，双腿弯曲，双脚脚心相对，靠近大腿根，膝盖下沉，挺直脊柱，双眼注视前方或内视鼻尖，保持呼吸稳定。呼气，身体向前弯曲，尽量放低身体靠近地面，保持30～60秒；吸气，还原身体，放松双腿，重复2遍或3遍。

这个姿势可以供给骨盆、腹部、背部足够的新鲜血液，使肾脏、膀胱保持健康，促进卵巢功能正常。怀孕时每天做几次，可以减少分娩时的痛苦，还能够避免静脉曲张。

坐角式： 坐在地面上，双腿尽量向两边打开并伸直，膝盖向下用力，脚趾向上用力保持脊柱挺直，扩展肋骨，横膈膜向上拉伸，双手放在地面上，深长呼吸，身体尽量向前向下弯曲到极限，向下看，保持腰背下沉，正常呼吸保持30～60秒，还原到开始姿势，放松双腿。重复2遍或3遍。

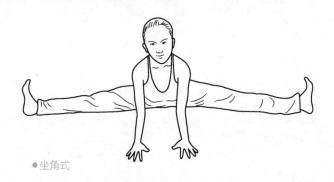

●坐角式

此姿势可伸展腿部韧带，促进骨盆区域的血液循环，缓解坐骨神经痛，对孕妈很有益处。

新月式：跪立；脚趾向后。右脚前跨，让小腿与地面垂直。身体向前倾，双手放在右脚的两侧，掌心或指尖触地。左腿稍微向后滑，放低髋部。吸气时，两臂由前上举，掌心朝前。保持右侧小腿与地面垂直。收臀，同时上提骶骨和肋骨，脊柱后弯，让身体的后侧好似一弯新月的形状。颈部后仰，看上方，轻柔地呼吸，保持 5～15 秒。挺直脊柱和颈部，手臂下来，双手着地，髋部后移，右腿还原往后，成跪姿，收回双手，坐在脚跟上。然后起身，恢复跪立姿势。换腿做。坐在脚跟上，休息。重复两遍。这种姿态在我们日常生活中是极少有的。

这个姿势正好是髋部、髋屈肌以及相关肌肉与关节的主

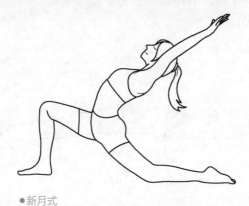

●新月式

动运动，不但温和地伸展了这些部位，协调上体与下体的运动功能，也促进生殖系统的健康。对于久坐办公室的准妈咪，常练习此体式，能促进腹部的气血流畅，也能缓解因久坐导致髋屈肌紧张而引起的腰背不适。

总之，孕妇是可以练习瑜伽的。至于什么体式，可以请瑜伽导师根据孕妇的情况，量身设计。注意，做动作时可以完成就完成，不能完成则不要勉强。最好在有执照的瑜伽老师的指导下进行，避免压迫腹部、倒立等危险的动作，尽量轻柔，保护好自己和小宝宝。

会"坐月子"，不落病根，恍若新生

> 产后女性气血俱虚，还要担任哺育孩子的重任。一方面需要给予保护，另一方面还要给予调养。所以，女性要科学坐月子，吃、喝、拉、哺、睡科学而有节制，不伤气血，才能帮助产妇和下一代更健康。

"坐月子"是中华民族的传统，也是老祖宗留下来的养生智慧，并且还有"月子病月子治"的说法。此时调理得好，可以祛除一些顽疾痼疾，为今后的身体打下一个扎实的健康基础。因此，坐好月子很重要。在国外，很多国家的产妇不兴坐月子，以至于现在有很多年轻人称"坐月子"是中国人的诟病。其实不然，"坐月子"就像刚刚上战场打完仗的士兵一样，一边要休息整顿、修复创伤，一边还要为后续的作战任务（对产妇而言，就是哺乳、养育小孩、孕妇自己的生活、事业等）打好基础，做好休整。月子坐不好，不仅可能会长期与腰酸背痛、腿部不适、月经不调、情志异常、面部色斑、体型肥胖等病症相伴，更严重的可能诱发乳腺增生、子宫肌瘤，甚至肿瘤等恶性病变，威胁到今后的健康。所以，作为女人，尤其是中国女性，月子还得坐，但要会坐。

产后女性气血俱虚，一方面，需要给予保护，另一方面还要给予调养。

保护，需要做的事情

忌寒凉之物。分娩过程中，产妇的筋骨腠理大开，同时伴随着疼痛、创伤、失血，使体能快速下降，稍有不慎，风寒侵入体内，就会导致月子病。因此，坐月子要尽量注意别吹风，别着凉水，别吃寒凉的食物。可以适当地"捂"，但是别穿太多，根据环境温度调整，冬天如果有暖气，温度能达到23℃左右，穿长袖长裤的纯棉睡衣即可。如果没暖气，可以开空调，或者适当采取些取暖措施，衣着最好选择纯棉、宽松的睡衣或家居服即可。总之，产妇活动量少，多是在床上度过，所以穿着以不出汗、不觉得冷为最好。

补益，需要做的事情

坐月子最适当的补益是，食用温补性的食物，如红糖小米粥、当归羊肉粥、大枣桂圆粥、生化汤等。温补可以把身体内的阳气升发起来，同时清理体内垃圾。如果寒凉的东西淤在女性的体内，会形成很多妇科病。所以，在坐月子期间，女人要注意用食物来温补身体。简单的一碗红糖小米粥就很好，这是我国北方家庭常用的养生补益方法。无论是顺产还是剖宫产，产妇都可以用。因为小米健脾养胃，可养精气、补肾气，还可养心安神；红糖色赤入心养肝，并且甘入脾，也能健脾胃，能迅速补充身体气血。这是从古至今我们的先人一直沿用的产后补法，是一种大智慧。

还有一款汤水有必要认真介绍一下，即**生化汤**，又称为**"产后第一汤"**，估计很多女性都听过，甚至用过，出自清代著名医家傅山的《傅青主女科》。生化汤由当归 24 克、川芎 9 克、桃仁 6 克、炙甘草 3 克、炮姜 2 克组成，用水煎服。生化汤中当归补血活血，川芎活血行气，桃仁活血祛瘀，炮姜温经止血，甘草补脾益气，缓和药性。方以温经散寒、养血化瘀为主，使新血生、瘀血化，去瘀生新，故名生化汤。女性产后多虚多瘀，喝生化汤对恢复产妇体力、排出恶露很有帮助。生化汤现在药店里也有卖包好的成品，非常方便，每一个准备生孩子的女性朋友都可以备上几包，生完孩子后没准儿可以派上用场。一般自然分娩的新妈妈可以在产后 3 天开始服用，连服 7～10 剂，剖宫产新妈妈则建议最好推迟到产后 7 天再服用，连服 5～7 剂，每天 1 剂，每剂分 3 次服，在早、中、晚三餐前，温热服用。凡是药物，都需要遵医嘱进行，合不合适，要不要选择，请请教你的主治医师。

产妇坐月子期间以及整个哺乳期，应当尽量多吃新鲜、流质的食物，多增加汤水、粥、面条类的食物，有助于补益气血，帮助消化，也有益于促进乳汁分泌，但不要吃大鱼大肉。现在很多家庭还是沿用旧习，女性一生完孩子，天天猪蹄、大鱼大肉地补，这不仅会增加产妇的脏腑负担，并且会导致产妇肥胖，也会诱发一些"富贵病"，比如高血脂、高血压等。生活中不乏这样的案例，有的女子坐完月子之后，就胖得"没法见人了"，并且后续的不良影响，高血压、高血脂、消化功能差等问题都有了，其实，这是坐月子吃得太好、吃得太多的缘故。

所以，产后补益虽很重要，但也不能过食肥甘厚腻的食物，要以营养、新鲜、多汤水为主，五谷杂粮、蔬菜、水果一样也不能少。尤其是水果，很多产妇和家人都纠结到底能不能吃？实际上是能吃的，但最好加热了再吃，比如蒸着吃、烫热了吃，尽量不吃凉的、生冷的。另外，像辣椒之类的热燥之物不要吃，不利于产妇的伤口恢复，也会使产妇上火、口舌生疮、大便秘结或痔疮发作等，并且母体内热也可以通过乳汁使婴儿内热加重。

产妇坐月子期间以及整个哺乳期，应当尽量多吃新鲜、流质的食物，多增加汤水、粥、面条类的食物，有助于补益气血，帮助消化，也有益于促进乳汁分泌。

会「坐月子」，不落病根，恍若新生

生完孩子也别急着节食减肥。要知道刚生完孩子就减肥，减少了食物的质量和数量，会影响产妇体内的气血，从而影响产后恢复，并且也会影响母乳的质量和分泌量。所以，新手妈妈千万别为了身材而犯傻。其实，喝生化汤就有助于减肥，因为新产妇肥胖多是体内水分太多，想要排出多余的水分、毒素以及恶露，可以喝生化汤。

说完吃的，再聊聊生活上要注意的问题。

很多年轻的女性朋友在"坐月子"的时候，都会听到老辈人叮嘱，不要刷牙，不要洗脸，不要洗澡，不要洗头……想想，1个月，这些个人卫生都不顾，不光自己难受，别人看了也会难受。尤其是女人生完孩子后，新陈代谢加速，出汗、恶露以及身上的皮脂分泌，再加上婴儿的屎、尿以及溢奶……产妇的身上简直就是一个超大的污染源。如果真的"不洗"，会带来更多的健康问题，如产妇的泌尿系感染及孩子的各种感染……实际上，老辈人所说的月子里不能洗澡，从现在来看，主要是囿于当时的客观条件，是从怕月子里的女人受风、受寒的角度出发的。现在条件好了，女子"坐月子"不但可以洗澡，并且是一定要洗。注意洗浴时，要封闭环境，室温达到26℃以上为宜，水温控制在40℃左右，脱衣服和穿衣服最好都在洗澡间里进行，避免感受风邪。洗完后，及时擦干身体，在洗澡间就把干净的衣服穿好，把头发吹干，这样保持干爽从洗澡间出来，就不会再感受风邪，完全没有问题。至于刷牙、洗脸，采用温水进行即可，没什么禁忌。

注意，"坐月子"期间不能有性生活，因为女性生产后，要排出恶露，并且生殖器官也需要慢慢恢复。这个过程，目前医学上指导的是 42 天，有的因为特殊原因会更长，所以月子里禁忌行房。最好是产后做完恢复检查后再行考虑。

总之，"坐月子"可能是决定女性下半辈子是否健康的关键时期，女性朋友们一定要注意保护好自己。

健好脾养好胃，
奶水自然旺旺旺

《胎产心法》中记载："产妇冲任血旺、脾胃气壮则乳足。"说明产妇的乳汁是否充足与冲、任二脉和脾胃气血强健有密切关系。通过饮食、按摩等方法补益气血，新手妈妈奶水自然足。

孩子生完了，本想着可以歇歇了，可是哺乳又成了一个大问题。很多新手妈妈都为哺乳问题而烦恼，主诉奶水不足。其实，每个新手妈妈要记住，一般情况下，只要你有信心，只要你肯哺喂，只要你没有什么器质性的疾病和哺乳禁忌证，你的奶水就一定会充足，你的宝宝能吃多少，你就能分泌多少乳汁。

先来看两个例子。

生活片段

小琴属于胸小的类型，所以一直很担心自己生孩子后，不能给宝宝正常喂奶。还好，怀孕时，小琴就认真学习了哺乳的相关知识，从孕后期开始，天天用温水清洗乳房，进行适度地按摩，待孩子出生后，半小时内就开奶，哺乳很顺利。小宝宝生下来就有母乳吃，身体倍儿棒！由于小琴懂得养生之道，均衡饮食，并且加餐多喝汤水，结果小琴从未为奶水会不足而烦恼过。

　　小吴，家里条件不错，人比较娇气。生孩子的时候住贵宾房，请顶级的助产士、月嫂。由于是剖宫产，小吴生育完以后便完全不肯动。医生和月嫂建议她躺在床上试着给孩子哺乳，刺激乳汁分泌，但小吴因为怕疼就是不肯。她的母亲看到女儿这样，也妥协地说："算了算了，给孩子吃奶粉得了，现在的奶粉，营养配比都很科学，吃奶粉是一样的，奶水又没有，大人还受罪，别吃了。"结果生下来的小宝宝一口母乳都没尝到，只能靠奶粉喂养。

　　上面的两个例子告诉我们，哺乳，完全可以人为地促成或放弃。但是，几乎每个孕妈妈都有哺乳的能力，这是上天赋予女性的能力，也是养育后代最健康的喂养方式。

　　虽说现在市售的奶粉，营养配比都不错，但是再好的奶粉也比不过妈妈的乳汁（天然乳汁的营养成分更全面）。乳汁是女性的气血化生而来的。产妇头几天所产生的奶水叫初乳，初乳里所含的蛋白质含量远远高出常乳，特别是乳清蛋白含量非常高。初乳内含有比正常乳汁多 5 倍的蛋白质，尤其是其中含有比常乳更丰富的免疫球蛋白、乳铁蛋白、生长因子、巨噬细胞、中性粒细胞和淋巴细胞。这些物质都有防止感染和增强免疫功能的功效。这样高质量的奶水是花再多的钱也买不到的。

如果产妇总是认为自己的乳汁少，可以找找原因。比如心理因素，本来不少，自认为少，尤其是孩子一哭或一个劲儿地要吃，妈妈就认为孩子没吃饱或自己的奶水不够；或者宝妈怕疼，孩子吸吮不充分，刺激不足，造成泌乳不足；也有的妈妈因为要上班，跟孩子分离的时间长，哺乳间隔长，也不利于乳汁分泌；还有的妈妈摄入的食物营养不足，自己的营养都不够，当然就没有多余的气血来化生乳汁了。如果这些客观原因审查完了之后，也采取了相应措施，你的乳汁还是很少，那要考虑别的原因了。一般来说，乳汁过少可能是由乳腺发育较差、产后出血过多或情绪欠佳等因素引起的，感染、腹泻、便溏等也可使乳汁缺少，或因乳汁不能畅流所致。

记载

中医认为，乳汁来源于气血的化生，与人体的脏腑、气血、冲任的功能有关。《胎产心法》中记载："产妇冲任血旺、

《胎产心法》中记载："产妇冲任血旺、脾胃气壮则乳足。"

脾胃气壮则乳足。"也就是说产妇冲脉、任脉气血足，再加上脾胃气旺，那么奶水就足。明代著名医学家薛立斋讲："血者，水谷之精气也，和调五脏，洒陈六腑，在男子则化为精；在妇人上为乳汁，下为月水"。这也说明，乳汁的分泌和女性的气血充足与否有很大的关系。所以，综合来讲，产妇的乳汁是否充足与气血调和、脾胃强健及摄入的水谷精微有密切关系，也与冲、任二脉气血充足有关系，而乳汁由气血化生，需要赖肝气的疏泄与调节，所以缺乳多因气血虚弱、肝郁气滞所致。也有极少数因痰涎壅滞导致乳汁不行，这要另当别论。所以，要想乳汁分泌充足，可以从调理气血去做。

俗话说"养生食为先"。通过食物补益气血十分重要，而且安全、高效。气血虚弱型缺乳者，可以多进食健脾胃、补气补血、通乳的食物，如乌鸡汤、海带汤、鲫鱼汤、排骨汤、肉汤、牛奶、豆浆和菜汤等。这些汤水是健脾胃的能手，既能补气血，又安全、简单、美味，可以促进乳汁分泌。肝郁气滞型缺乳者，适宜多吃疏肝理气的食物，如金针菜、王不留行茶、茼蒿豆腐汤、萝卜叶等，这些食物同时都有催乳的作用。

对于气血虚弱型的产妇，大家可以试试柴嵩岩教授的小方子。用生麦芽 10 克，泡茶，或入肴，小剂量食用，即可达到通乳的目的。

我的经验是：麦芽味甘、性平、微温，归脾、胃、肝经，升而能降。因其升发之性，麦芽有健脾和胃之效，亦有回乳、通乳之功。若以大剂量 60 克以上服用，炒麦芽可耗气散血而回乳，用于断乳，或治乳汁郁积、乳房胀痛之证，凡需断奶回乳者宜此用法。若以小剂量 10～15 克生用，麦芽则消食开胃而催乳，收通经下乳之功。现代药理学研究结果证明，麦芽确对乳汁分泌有催乳与回乳的双重调节作用，小剂量催乳，大剂量回乳。所以，有需要的妈妈们不妨试试。

另外，还可以通过经络按摩来通乳。来看一个中医按摩师给出的方法。

按摩冲、任二脉。可以根据冲、任二脉的循经走向按摩，这样可以增强冲、任二脉的气血，预防因冲、任二脉血虚而导致奶水不足。具体的操作方法，对照冲、任二脉的经络图，按着经脉走向，循经推按冲、任二脉。也可以请经络保健师帮你按摩，记住经络保健师的手法和循经走向，然后自己给自己按摩。每天 3 次，每次 2 遍或 3 遍。

中医认为，乳汁来源于气血的化生，与人体的脏腑、气血、冲任的功能有关。

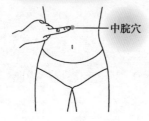

中脘穴

然后，用左手轻轻抚摸右侧乳房，反之，用右手轻轻抚摸左侧乳房，共3分钟。抚摸可以是旋转的、纵向的、横向的，三者可以交替进行，也可以是无特定线路的任意抚摸。这3分钟的轻轻抚摸，在整个乳房按摩中是极其重要的。

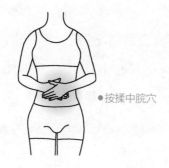

●按揉中脘穴

接着再做下面的手法。

按揉中脘穴。用掌根在上腹部的中脘穴处（脐中上4寸，前正中线上），做按揉的手法，反复20～30次。

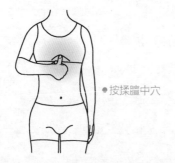

●按揉膻中穴

按揉膻中穴。用拇指在前胸膻中穴处（横平第4肋间隙，前正中线上），做按揉的手法，反复20～30次。

推揉乳根穴。用虎口在乳房正中下方的乳根穴处（第5肋间隙，前正中线旁开4寸），做推揉的手法，反复10～20次。

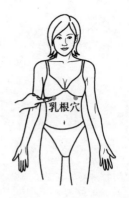

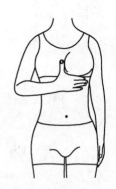

●推揉乳根穴

按揉足三里穴。用拇指指腹在小腿前外方的足三里穴处（在小腿外侧，犊鼻下3寸，犊鼻与解溪连线上），做按揉的手法，反复20～30次。

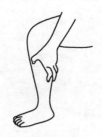

●按揉足三里穴

麦芽味甘、性平、微温，归脾、胃、肝经，升而能降。因其升发之性，麦芽有健脾和胃之效，亦有回乳、通乳之功。

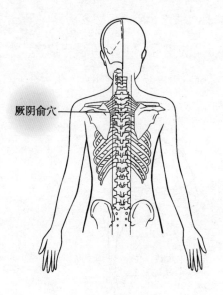

厥阴俞穴

按揉厥阴俞穴。用指腹在背部厥阴俞穴处（第4胸椎棘突下，后正中线旁开1.5寸），做点、按、揉手法，一般为10～20次。

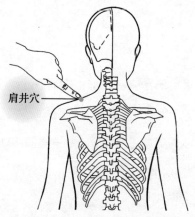

肩井穴

按揉肩井穴。用指腹在肩井穴处（第7颈椎棘突与肩峰最外侧点连线的中点），做点、按、揉的手法，一般为10～20次。

调元养血
女人养好气血更年轻

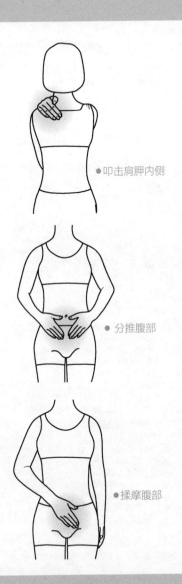

●叩击肩胛内侧

●分推腹部

●揉摩腹部

叩击肩胛内侧。用手指指端在肩胛骨内侧缘和脊椎之间做叩击手法，反复2遍或3遍。

分推腹部。用双手拇指外侧端，在腹正中线，沿肋弓分别向两侧分推至侧腹部，反复10次。

揉摩腹部。用手掌掌面在腹部，以肚脐为中心，做顺时针或逆时针方向揉摩手法，反复50～100次。

通过上面的按摩方法，可以增强冲、任、脾胃的气血运行，并且增强脏腑功能，调畅气机，增强肝的疏泄功能，还能疏通乳腺。从气血、乳腺、乳汁化生的根源等着手，多管齐下。要有信心，坚持母乳喂养，就不会出现缺乳的情况。

从气血、乳腺、乳汁化生的根源等着手，多管齐下。要有信心，坚持母乳喂养，就不会出现缺乳的情况。

需要提醒的是，如果是剖宫产，建议腹部伤口的相关穴位先别按，进行其他部位的穴位按摩即可。

　　总的来说，产后缺乳在于"三分治疗，七分调理"。正确、合理地注意对生活、饮食、睡眠、精神等方面的调理，对缺乳的防治非常重要。让孩子多吸吮，多刺激乳房，乳汁会分泌得更充足。

让孩子多吸吮，多刺激乳房，乳汁会分泌得更充足。

产后喝点"四物汤"，气旺血足人健康

> 四物汤最早见于宋代医典《太平惠民和剂局方》中，被中医界称为"妇科养血第一方"，具有补血、活血、行血三重功效。产后喝点"四物汤"，补血益气更健康。

最近几年，"四物汤"越来越受关注，很多女性朋友都知道四物汤。四物汤最早见于宋代医典《太平惠民和剂局方》，被中医界称为"妇科养血第一方"，具有补血、活血、行血三重功效。四物汤的组成为当归、川芎、熟地黄、白芍。方中白芍可柔肝养血，熟地黄可滋阴补血，川芎能行气开郁、活血止痛，当归则可调经止痛。这四味药不但可以滋补气血，对于头晕目眩、月经不调或闭经、产后血瘀、产后抑郁等女性疾病也有很好的治疗效果。

很多产妇生完孩子后，面对一个嗷嗷待哺的新生命，自己缺乏经验，再加上常常力不从心，心情就会变得很忧郁，进而演变成产后抑郁症等疾病。这时，需要身心同时调理，可以选用四物汤。四物汤里的川芎能行气开郁、活血止痛，气血郁结的情况没有了，补血就很容易了。

四物汤的组成为当归、川芎、熟地黄、白芍。有趣的是，这四味中药比例不同，便可发挥不同的功效。

有趣的是，这四味中药比例不同，便可发挥不同的功效。如重用熟地黄、当归，轻用川芎，是一个补血良方；轻用当归、川芎或完全不用时，可以帮助孕妇安胎；重用当归、川芎，轻用白芍，则能治疗月经量少、血瘀型闭经等。如果再加入桃仁和红花两味中药，就变成了养血活血的"桃花四物汤"，不但能调血补血，对改善面色苍白、肌肤粗糙也有很好的效果。据不完全统计，此方经过加加减减，衍生出一系列"子方""孙方"，四物汤的系列方达800多个，真可谓是"子孙满堂"，是名副其实的方剂中的"祖师爷"。产后也可以请中医师根据产妇个人的身体情况，调整四物汤的组方，辨证选择，更有助益。

女人生完孩子后，因流失大量的血液，并且因为用力生产造成体内气机疏泄过度，致使气血两亏。这不但导致了产妇身体虚弱、四肢无力，同时，体内的营气和卫气也都脱离了各自的岗位，于是身体的抵抗力就下降了。一旦有个风吹水冷之类的，就很容易得病。这时候，很多人都觉得应该大补，但是却忘记了，既然是气血两虚，那么脾胃也是最虚弱的时候，它们的吸收能力很差。俗话说："虚不受补"，如果这个时候急匆匆地吃大量的补品，往往会加重脾胃负担，适得其反。

刚生完孩子的产妇，体内的毒素还没有清理干净，如果急于进补，可能会使毒素淤积在体内，形成疾病的根源。所以在补之前，可以先清清体内的毒素，如喝红糖水既可以活血散瘀，也可以益气补血、暖中止痛。几天后，如果产妇的伤口没有感染，也没有感冒以及余火未尽，像口干、嘴破等热象，就可以进入中药的"补身"阶段。此时，可以用"四物汤"，具体做法是：当归、川芎、熟地黄、白芍，各15克，用水煎服。早、晚空腹服用，也可以在中医师的指导下使用。

如果觉得这"四物汤"味道不佳，也可以跟老母鸡一起炖。这样的话，鸡汤里虽有淡淡的中药味，但搭配清香的鸡肉，入口也就不那么难了。

对于产后女性，也可以采用喝生化汤加四物汤来调补身体。生化汤主要是排除体内多余的毒素、恶露和水分，产后前两周喝效果最好。四物汤的功效主要在于活血、行血和补血，喝完生化汤后，再喝四物汤，补血的效果就更好了。

生化汤可以找当地的中医师帮忙开，四物汤也可以，并且最好遵医嘱进行。柴嵩岩教授常强调治病施治对象重在人，

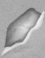

而后是"病"。重在人，则必审因辨证，辨证明确，治"病"方有的放矢。

　　不光是月子里，女人想要自己的气色好，最好养成从年轻时就服用四物汤的习惯。

第七章

更年期养好气血，

优雅度过"多事之秋"

"　　更年期是人从中年向老年的过渡期，这一阶段被人们戏称为"多事之秋"。因为身体气血的改变，导致一系列的症状，让处于此阶段的男女们很是煎熬。本书只讲女性更年期的调养。中医对更年期的理解是女性一般在"七七"（即49岁）之年即月经闭止不行，称为"绝经"。绝经的年龄不是固定的，因人而异。部分女性在"绝经"前后伴随出现一系列的症状和体征，如月经紊乱、眩晕耳鸣、烘热汗出、面红潮热、烦躁易怒、面部或肢体水肿等，被称为"更年期综合征"。总的来说，更年期综合征的出现是由于天癸将竭，肾气渐衰，冲任空虚亏损，精血虚损不足，脏腑失于濡养，素体阴阳失于平衡所致。调养好气血，会帮助女性朋友平和地度过更年期。

更年期，抓住"第二春"的新契机

> 更年期到来后，女性的人生又将进入一个全新的阶段，不妨把此阶段称为"第二春"。虽然此阶段，由于激素水平的改变导致身体出现很多不适症状，但是风雨过后终会见彩虹，抓住更年期的养生时机，迎接生命的新契机。

生活片段

先来看一个例子。黄女士今年50岁，近两年老是觉得身上一阵阵的烘热，出虚汗。并且月经时来时不来，最近1年，一共就来了两次。她觉得她有疾病，去医院做了很多检查，没查出有什么器质性的毛病，医生只告诉她："应该是更年期到了，没什么大事，可服药治疗帮助改善症状，注意自我调理。有条件的话，也可以服用一些相关的保健品。"一听这话，黄女士真是哭笑不得，觉得一个更年期而已，人家都没有她这些毛病，就她矫情。

其实这不是矫情，是由于个体差异及体质的原因，更年期的一些症状在有的人身上会表现得很严重，但是在有些人身上，基本没什么感觉。就像怀孕早期，有的女性朋友吐得

古人曰："饮食有节，起居有常，可度百岁。"要想安全、顺利地度过更年期，一要精神愉快，二要生活规律，三要饮食合理。

死去活来，有的人却一口都不吐。所以，更年期不舒服，就应该对症处理，不要觉得是自己矫情。

在西医临床中，女性更年期的一些不适症状，叫作女性更年期综合征，是女性由于性腺发生退行性改变，如卵巢储备功能衰退导致激素水平下降（卵巢的另一个功能是合成并分泌性激素，如雌激素、孕激素、雄激素等 20 多种激素和生长因子），引起以自主神经功能紊乱、代谢障碍为主的一系列症候，如出现月经紊乱、眩晕耳鸣、烘热汗出、面红潮热、烦躁易怒、面部或肢体水肿等各种症状。这些症状不是每个人都有，并且每个人的症状表现都不尽相同，但是大多数人都有上面这些症状中的一种或几种。

更年期综合征属于中医学"绝经前后诸症"或"脏躁"范畴。中医学认为，更年期综合征的出现是由于天癸将竭，肾气渐衰，冲任空虚亏损，精血虚损不足，脏腑失于濡养，素体阴阳失于平衡所致，也就是说更年期气血衰败、脏腑功能衰退、生殖功能即将完全丧失。用中医"女七男八"的理论来理解，《黄帝内经》中记载："女子……七七任脉虚，太冲脉衰少，天癸竭，地道不通，故形坏而无子"，是对更年期做出的一个大致的描述。

中医治疗更年期症状，以滋阴补肾为基本治疗法则，但依据辨证之不同，治则同中有异，异中求同。针对肾阴虚型，应滋肾养阴，方选左归饮加味；肾阳虚型，应温肾扶阳，方选右归饮加减；肾之阴阳俱虚，并见寒热之证，可选用二仙汤。临床治疗时，请中医师辨证施治。

在生活中，面对更年期的不适，需要从以下几方面去调理。

接受它，面对它：衰老是谁也无法逃避的自然规律。在"合适"的时间，如 40～60 岁，大多在 45～50 岁，出现停经或者月经不规律时，可以先去医院，检查一下女性激素六项及子宫、卵巢 B 超，评估一下当前的卵巢储备功能。如果检查结果告诉我们卵巢储备功能已下降甚至已完全衰竭，则预示着更年期快来了或已经来了，意味着将经历一段"多事之秋"。没关系，要知道很多不适症状，都与更年期有关。所以，接受这个自然规律，了解更年期的保健知识，消除无谓的顾虑和恐惧，树立乐观主义精神，正确对待更年期的一些反应，同时积极参加适当的体育锻炼，如跑步、散步、体

中医学认为，更年期综合征的出现是由于天癸将竭，肾气渐衰，冲任空虚亏损，精血虚损不足，脏腑失于濡养，素体阴阳失于平衡所致。

操、太极拳等，可以使症状减轻或消除，平稳渡过更年期。

求助医生：如果已经进入更年期，无论自我感觉更年期症状严重与否，都建议去医院请医生诊治，做必要的治疗。对于那些"早绝经"的女性，即在40岁左右月经闭止的人，为减轻、缓解更年期症状，降低未来不良预后，如心血管病、阿尔茨海默病、骨质疏松症等疾病的发生概率，及早介入治疗尤其重要。可根据具体情况，采用激素替代治疗，建议尝试中医治疗。

营养治疗：女性更年期阶段在营养方面可同其他阶段一样，此外，也有其特殊的要求，具体建议如下。

控制能量，预防肥胖：特别要注意控制高脂肪和碳水化合物的摄入，参考"中国居民平衡膳食宝塔2016"，选择与安排合理的平衡膳食，尤其要注意低脂饮食，膳食要清淡，忌厚味。

限盐，增加钙铁：更年期女性由于内分泌的改变，可能会出现水肿、高血压等症状，因此精盐摄入量应控制在每日5克以内。补钙可以预防并治疗更年期发生的骨质疏松，但更年期补钙，是一个相对复杂的问题，与正常年龄段下因某种疾病治疗需要而补钙不同。钙需要在雌激素的配合作用下，才能较好地被人体吸收。进入更年期的女性，体内雌激素水平已下降至很低，单纯补钙往往没有效果。因此，如果医生认为需要对某一更年期患者进行补钙，一定是还要同时配合服用其他药物。另外，更年期女性要经常食用含钙丰富的食品，如乳类及乳制品、虾皮、海带、黄豆芽、豆制品、骨头汤、骨粉、芝麻酱等，还应多吃含铁丰富的食物，如猪肝、豆类、菠菜、番茄、香蕉、樱桃等。

补充 B 族维生素：B 族维生素可缓解更年期女性神经、精神方面的症状，如情绪波动、记忆力减退、心慌失眠等。富含 B 族维生素的食物有肝、瘦肉、粗粮、米糠、麦麸等。建议日常粗细粮要搭配食用。

补充优质蛋白质：如牛奶、鸡蛋、动物内脏和瘦的牛肉、羊肉、猪肉等动物性蛋白质，这些食物不仅含有人体所必需的氨基酸，还含有维生素 A 及 B 族维生素等。

多吃新鲜的水果和蔬菜：新鲜的水果和蔬菜，如苹果、梨、香蕉、橘子、山楂、鲜枣以及菠菜、油菜、甘蓝、番茄、胡萝卜等，不仅可以提供大量的维生素和矿物质，而且其丰

中医治疗更年期的不适症状，以滋阴补肾为基本治疗法则，但依据辨证之不同，治则同中有异，异中求同。

富的膳食纤维和果胶有促进胃肠蠕动的作用，缩短食物在肠内停留的时间，从而可以减少胆固醇的吸收，还能防止便秘，对预防肠肿瘤的发生也有一定的意义。

另外，更年期还要忌食一些食物，如各种烈性酒、可可、咖啡、浓茶以及各种辛辣调味品（如辣椒、胡椒粉等），以保护神经系统。并应戒烟，以减轻身体不适感。

预防更年期失眠症，也可以选择一些有助于睡眠的食物，如牛奶、大枣、莲子、百合等。

在这里介绍两款适合在更年期选择的药膳。

桂圆莲子羹

配方：龙眼肉（桂圆）150克，鲜莲子200克，冰糖100克，水淀粉50克，红樱桃30克。

制作方法：将桂圆剥去外壳，洗净沥干；鲜莲子剥去绿皮，捅去莲心，洗净，放入开水锅焯透捞出，用凉水浸泡；将锅置火上，倒入清水1 000毫升，加入冰糖，烧沸后撇去浮沫，放入龙眼肉和鲜莲子，用水淀粉勾芡，撒入红樱桃即成。

养生功效：补心养血。龙眼肉滋补气血，莲子能养心安神，中老年人（特别是脑力劳动者）经常食用，可以健脑，增强记忆力，提高工作效率，缓解更年期失眠、烦躁、记忆力减退等症状。

猪心枣仁汤

配方：猪心250克，酸枣仁15克，远志5克，精盐、味精适量。

制作方法：将猪心剖开，洗净；把酸枣仁、远志用细纱布袋装好，扎紧袋口，与猪心同放入砂锅，加水烧沸，打去浮沫，改用小火慢炖；至猪心熟透后，加入精盐、味精调味即成。饮汤食猪心。

养生功效：补血养心，益肝安神。猪心养血安神，酸枣仁有镇静、催眠、镇痛、抗惊厥、降温及降压作用，可治疗更年期虚烦失眠、易梦易惊、惊悸、神经衰弱、神疲乏力等症。

另外，更年期应注意静养。

平时要注意培养自己的业余爱好，如养花、养鸟、养鱼、书法、绘画、编织等，这不仅能够转移对更年期不适症状的注意力，而且可以以"静"的习惯克服"躁"的不良情绪。

合理安排作息时间。处于更年期的患者，容易疲劳，夜睡欠安，如果生活不规律，会使病情加重。规律的生活，使

预防更年期失眠症，也可以选择一些有助于睡眠的食物，如牛奶、大枣、莲子、百合等。

人处于一个人为"稳定"的环境中，有利于患者逐渐适应机体内一系列的变化。入睡前应尽量避免看有趣而使人激动的文章、小说，也不要因夜间睡眠欠安而迟迟不敢入睡。对于夜间出汗、潮红、心悸的患者，睡前床头可放1杯凉开水，以备症状出现时饮用。穿衣、盖被不宜太多。平时还应注意使居室安静、清洁，保持空气流通、温度适宜。

有规律、正常的性生活。这对男女双方顺利度过更年期是有益处的。要消除传统观念的束缚，凡处于更年期的男性、女性，如果身体无严重疾病，均可正常地过性生活。

更年期是一个生理过程，不同个体的症状可以或多或少，或轻或重，女性朋友尽量以平常心正确面对就好。对待更年期出现的种种症状，除了药物治疗，注意饮食保健以及心理卫生也是非常重要的。古人曰："饮食有节，起居有常，可度百岁。"要想安全、顺利地度过更年期，一要精神愉快，二要生活规律，三要饮食合理。

更年期养心，琴棋书画、静坐一样都不能少

> 一个人如果内心积极向上，气血就能在全身顺畅周流，就不会损耗，人也就会少生病。所以，要养心，补足心气，顺利地度过更年期。

生活片段 郑女士，55岁，大专文化，无工作。因头痛、食欲差、睡眠不好就诊。郑女士两年前无明显原因出现头部持续性疼痛，无放射痛，无红肿和外伤，也没有明显的压痛点。睡眠不好，入睡困难；工作能力减退，以至于后来无法胜任工作，只好辞职。郑女士在当地医院做核磁共振、CT、X线检查，均未发现异常。郑女士平素身体健康，亦无高血压、糖尿病、肾病等病史，到中医科进行按摩，感觉舒服些，过后，很快又恢复到原状。郑女士渐渐少言寡语，闷闷不乐，常常长吁短叹，体重下降10千克。还经常自责，认为自己成了家人的负担，经常说"活着没意思"的话。

郑女士后来在内科及镇痛科医生的建议下，到医院心理科门诊就诊。经过交谈和心理测试，被诊断为"持续性躯体

形式疼痛障碍"，再加上郑女士处于更年期，所以给予抗抑郁和抗焦虑药物加心理疏导。2周后郑女士病情缓解，1个月后症状明显改善，半年后基本恢复正常。

郑女士的情况，明显是心理因素所致。遇到这种问题，当事人如果不能很好地发泄出来，郁结在心中，疼痛、失眠还是轻的，重的很可能导致严重的心理疾病，也可能诱发癌变。她这个病属于心病。

记载

《黄帝内经》中记载："心，君主之官，神明出焉。"心，为脏腑的最高统帅，就如同一个国家的国王，主管着国家的大小事务，国王出了问题，国家也跟着动荡不安。而心出了问题，诸脏腑功能失调，身体自然也跟着动摇，甚至崩溃。《黄帝内经》中记载："心者，五脏六腑之主也""心动则五脏六腑皆摇"。在脏腑中，心的位置最高，就像是国王坐在高高的王位上，号令天下，调控五脏系统，进而控制全身四肢百骸、五官九窍。肺呼吸，脾运化，肝疏泄，肾封藏，胃受纳，小肠化物，大肠传导，膀胱贮尿与排尿，胆汁贮存与排泄，甚至四肢的屈伸，目视物，耳闻声，无不是在心的主宰下进行的。可以说，心主宰着人体的生命活动。

心是人体生理活动的最高主宰，也主管着人的精神、思维、意识活动。故情志活动，是心主神志的表现之一。所谓心病就是心主神明功能异常所产生的疾病，即情志病。

一个人如果内心积极向上，气血在全身顺畅周流，不会损耗，人也就不会生病。相反，一个人想法如果是消极的，思想犹豫迟疑，就会损失一些气血，气血跟着滞塞，身体就会在不知不觉中虚弱下来。再加上更年期，原本卵巢储备功能衰竭，雌激素水平降低，情绪就更加容易波动了。气堆积在胸口，就会觉得堵得慌，很压抑，动不动就想哭，进而导致心气不足，神疲乏力，肝、肺、脾胃都会因之受影响。心气足则能爱，心气虚则或悲凄，看到什么都觉得悲哀、心痛。所以，在治疗上，最重要的是静养心神，补足心气。

具体做法是：

服用甘麦大枣汤。《金匮要略》中记载："妇人脏躁，喜悲伤欲哭，像如神灵所作，数欠伸，甘麦大枣汤主之"。此方为汉代张仲景所创，专治女性更年期症状。具体的操作方法是：用淮小麦 30 克，甘草 9 克，大枣 5 枚，水煎服，每日 1

剂，1周为1个疗程。方中淮小麦性平、味甘，入心经，具有养心安神的功效；甘草有益气通脉之效，又可调和脾胃，缓急止痛；大枣补中益气，养血安神。此方对治疗更年期综合征有较好的效果，且无不良反应，安全有效。即使不服其他中药，在更年期如果没有此方的禁忌证，可以用此方来保健。

心病还需心药医。我们说对更年期不适症状的感受程度，有很大一部分来源于患者本人的心态。无论是从西医角度讲的雌激素水平下降导致更年期不适，还是从中医角度讲气血虚会引起更年期不适，治疗时都需要解决患者的"心因"。所以，我们要考虑，是真的那么难受，还是"心病了"，感觉到特别难受。在看医生之前，请给自己的"心"把把脉。比如心烦、失眠，想想到底是为什么？是感到自己年老体衰，控制不了和爱人的情感？还是儿女长大，沦为空巢而觉得孤单；再或者马上退休，心里免不了那份落寞……洞察自己心底最深层的缘由，揪出问题的所在，能让更年期的不适症状在防治时避免走很多弯路。

借助一些方法来养心。更年期养心需要静，下面我们再学习一个方法，那就是静坐。

以前有一篇文章报道，一位25岁的小姑娘，每天早上醒来后，都会静坐 90 分钟，白天精神就会很好，晚上睡觉前再静坐 1 小时，人也很容易入睡。所以，在这里我们要学习的静养心的功法，就是静坐。每天早上、中午和晚上，各静坐 30 分钟至 2 小时。当然这是一种理想的状态，现实中要做到还是有点难的。更年期的女子，也可以根据自己的时间来调节。

静坐的时候，保持端坐状态，臀部坐实在椅子上，两脚自然地、轻松地垂放在地上，不是完全的松垮，也不是用力地踩实，而是很自然地轻放。两手掌心向上，放在自己的大腿上。头微低，眼微闭，舌轻轻地抵上腭，均匀地呼吸，脑子里什么都不要想，如果你开始注意力不能集中，可以关注自己的呼吸。开始时每次 5 分钟、10 分钟，每次可逐渐增加 5 分钟或 10 分钟，最多 2 小时，以免影响正常的工作、生活秩序。如果有时间，有条件，这项活动可以随时进行。尤其是在感觉自己心情不好，身上烘热，或是失眠等情况时，都可以进行此项活动。持之以恒，相信你很快就能顺利地度过更年期。

除了这些之外，再老调重弹一下，更年期还有很多转移精神的方法。除了向医生求助外，还可借助于书画、音乐、歌舞、游戏等，中医讲"七情之病者，看书解闷，听曲消愁，有胜于服药者矣。"前人已有这些总结，后人怎可不借鉴。这其实也是修身、养性的方法，很适合更年期的女性来平衡自己的心态，顺利地度过更年期。

黄色食物入肴，
帮助女性度过更年期

> 黄色食物可以健脾，增强胃肠功能，补益气血，缓解女性激素分泌减少的症状，对改善女性更年期症状有益。更年期女性可以多选择黄色的食物来补益。

看到这个标题，是不是很诧异，黄色食物就能帮助更年期女性走出烦恼吗？答案是肯定的。

知道吗？人的五脏六腑其实都是"好色之徒"，脏腑也讲究"同气相求"，黄色食物入脾胃，这就是同气相求的道理。黄色且有自然甜味的食物，如黄豆、南瓜、橘子、柠檬、玉米、香蕉、蜂蜜等，都可以健脾胃，增强胃肠功能，补益气血，并且每种黄色食物所含有的特殊营养成分——植物雌激素，还可以调节女性激素的分泌。所以，多吃黄色食物，能帮助女性朋友缓解更年期的不适症状。

临床研究表明，随着年龄的增长，人体内的激素水平是不断变化的。中医学"女七"节律所描述的女子在不同生命阶段，所反映出的不同身体形貌与生殖生理功能的差异，从现代医学的角度看，就是女人一生不同时期，体内雌激素水平动态变化的外在表现。女性21～22岁是青春的巅峰时期，也是内分泌系统功能最顶峰的时期。从 25 岁开始，体内激素的分泌量便以每 10 年下降 15% 的速度逐年减少，人体各器官组织慢慢开始走向老化萎缩的进程，皮肤会随着岁月黯淡，精神状态也变得越来越不佳。到 60 岁时，女性激素分泌量只有年轻时的 1/5 左右甚至更低。雌激素短缺是引起更年期系列症状的罪魁祸首。由于女性对自身体内激素的变化反应较男性强烈，所以，女性更年期的症状表现就较为普遍，也较男性更强烈。

不过，值得庆幸的是，激素也不是完全不可控制的。衰老即是由于体内激素分泌不足，通过外源性补充激素，也可以延缓衰老。

肾、肝、脾与体内雌激素的调节及平衡是密切相关的。肾具有调节激素分泌平衡的作用，对于身体出现的一些不良症状，它会首先做出反应；在激素分泌失调时，肝对身体起关键的支撑作用；肝和肾能正常运作，完全要归功于脾。脾是后天之本，人体的气血来源于脾胃的化生。脾气足，气血充足，则面色红润，肌肉丰满坚实，肌肤和毛发光亮润泽，这实际上就是体内雌激素分泌充沛在形貌的外在表现。脾胃运化失常，气血化源不足，则会出现面色萎黄，肌肉消瘦，毛发枯萎无光泽。我们说，通过这样一种外在的形貌表现，已经看到了体内生殖内分泌失调的表象。

中医认为，脾主思，如果一个人思虑太过，也可能会导致脾气虚。基于这个原理，在更年期阶段，尽管雌激素水平降低的现状已不可逆，但把脾气补起来，心情好起来，同样能让更年期的女性朋友看上去美丽。

正因为脾胃的重要性，所以古代就有医家提出："补肾不如补脾"。我们知道，脾胃喜欢黄色食物。所以，吃些黄色食物健脾胃，也有助于调理内分泌。

很多女性朋友听说过喝豆浆可以调节雌激素水平的说法，这是有研究依据的。据巴西《南美侨报》报道，圣保罗大学妇产科专家发现，黄豆中所含的植物性雌激素大豆异黄酮能够舒缓更年期女性常见的各种症状，因为是天然物质的提取物，不会像医学界目前广泛使用的人工合成雌激素那样产生不良反应。并且豆浆黄色入脾，补中益气，还能滋阴养血，补充钙质，这些对于调理女性朋友的更年期不适症状都有益。但是在一粒小小的黄豆中大豆异黄酮的含量极低极低，如果想要达到治疗剂量，建议服用符合一定剂量的大豆异黄酮胶囊。

雌激素短缺是引起更年期系列症状的罪魁祸首。由于女性对自身体内激素的变化反应较男性强烈，所以，女性更年期的症状表现就较为普遍，也较男性更强烈。

像其他的黄色食物，如玉米、小米、土豆、红薯、南瓜等，肉类如黄鸡、黄鱼等，同样对人体有补益作用，任何一种黄色食物细究起来都是"味甘、入脾"的保健食材。另外，像一些黄色的中药材，如人参、党参、桂圆、山药、蜂蜜、饴糖等，也都是味甘、入脾，补中、益气、养血的。所以，更年期女性朋友不妨多吃些黄色的食物或中药来调理更年期的不适。

下面介绍三款适合更年期女性补益的黄色佳肴。

木瓜豆浆

制作方法：木瓜1个，豆浆500毫升。将木瓜去皮、籽，切块，同豆浆一同放入炖盅中，隔水炖至木瓜熟烂，调入蜂蜜食用。

养生功效：补中益气，健脾胃，美容、美肤、美胸，缓解更年期女性的不适症状。

银耳莲子羹

制作方法：大枣3～5个，银耳50克，莲子20克。将银耳洗净，泡发，再洗净，切成小朵备用；莲子泡发，去掉芯，同银耳、大枣一起放入砂锅中，加适量水，大火煮沸，然后再转小火，煮至银耳糊化，莲子粉烂。吃时，调入蜂蜜即可。

养生功效：滋阴，补中，益气养血，安神助眠，美容、美肤，是更年期女性不可多得的美食。

饴糖党参茶

制作方法：党参10克，饴糖20克。将党参冲洗干净，清水泡30分钟，入砂锅，加1 000毫升水，大火煮沸，再转小火，炖煮30分钟，调入饴糖当茶饮。

养生功效：补中益气、健脾胃，更年期女性体质虚弱、气血不足、面色萎黄以及病后体虚者宜食；脾胃气虚、神疲倦怠、四肢乏力、食少便溏、慢性腹泻、肺气不足、咳嗽气促、气虚体弱及易于感冒者也适宜服用。

黄色的食物有很多，大家可以根据自己的条件选择这类药食同源的食物，经常入肴食用，这里不再赘述。在这里提醒女性朋友，更年期不可怕，懂得如何调适、养生，并且努力践行，更年期的不适就会缓解很多。

豆浆黄色入脾，补中益气，还能滋阴养血，补充钙质，这些对于调理女性朋友的更年期不适症状都有益。

多食豆制品，让你更有女人味

> 黄豆类及其制品豆腐、豆浆、豆干等，蔬菜中的毛豆、甜豆、豌豆、四季豆等，都含有植物性雌激素，女性朋友多吃这类食物，可以获得植物性雌激素来促进健康，缓解更年期不适，保持青春。

你听说过注射激素来保持美丽吗？作为医生，临床总能听到或看到，甚至被患者要求给她们开激素类药物来保持青春、美丽。要知道，雌激素类药物的使用，利弊同存，用得不当，不良反应是很大的。

像有的女性朋友因疾病切除了卵巢，就需要服用雌激素，补充后能使自己的精力更好，皮肤更光洁，这是利。但是，长时间服用激素类药物，不但会导致骨质疏松和循环系统疾病，还可能会诱发乳腺癌等重疾，这就是弊。所以，在临床中医生使用激素类药物是很慎重的，并且用量和时间都有严格控制。

其实除了药物，食物中也有不少食材含有类似于雌激素的成分，如豆类食物。前面我们在讲黄色食物有益于缓解更年期症状时，已经简单提到过大豆及其制品对更年期的有益成分。像大豆这种豆荚类及数种豆类蔬菜中都富含植物性雌激素（其化学结构和功能与雌激素很类似，具有抗氧化、抑制癌细胞生长、分裂、转移的生物效应，可减轻更年期症状，预防骨质疏松症、心血管疾病等），如黄豆类及其制品豆腐、豆浆、豆干等，还有毛豆、甜豆、豌豆、四季豆等，都含有异黄酮素或木质素，也就是说这类食物中都含有植物性雌激素，女性朋友多吃这类食物，就能获得植物性雌激素来促进健康，保持青春。

记载

从中医角度来讲，黄豆有补脾益气、清热解毒的功效。《食物本草会纂》说大豆"宽中下气，利大肠，消水肿毒"；豆腐、豆浆、豆芽等豆制品具有益气、和脾胃、除胀满的作用。除了能食用、治病外，中医认为，豆类具有良好的润泽肌肤、去黑增白作用。李时珍在《本草纲目》中说黄豆有令"容颜红白，永不憔悴""作澡豆，令人面光泽"的作用；《本草拾遗》认为豆粉"久服好颜色，变白不老"；《名医别录》认为黄豆芽具有"去黑，润肌肤皮毛"的作用。"肥白方"（《肘后备急方》）只用黄豆芽一味，磨成豆粉，制成蜜丸，内服后能增进食欲，使瘦人变为肥白。对于更年期的女性来说，豆类的这些作用，都有益于更年期阶段的保健，对缓解女性更年期的不适症状有益。

因此，更年期女性每天可以适量吃些豆类食物。下面我们就向大家推荐几款豆类膳食。

枸杞黄豆浆

配方：黄豆60克，枸杞子10克，清水1 200毫升。

制作方法：将黄豆浸泡6～10小时，备用；将泡好的黄豆和枸杞子装入豆浆机网罩内，杯体内加入清水，启动豆浆机，十几分钟豆浆煮熟即成。

养生功效：滋补肝肾，益精明目，增强免疫功能。

盐津黑豆

配方：黑豆300克，大料、花椒、盐适量。

制作方法：黑豆择洗干净，泡一夜，早上起床后，将黑豆捞出放入电饭锅中，加同做米饭一样多的水，放入大料、花椒、盐，盖上盖子，按"煮饭键"，如做米饭一样，待程序跳至"保温"时即可，盛出黑豆，即可食用，也可以晾干后食用，保存时间久一些。

养生功效：补肾，滋阴，补中益气，有益于更年期女性的保健。

四季豆烂炖

配方：四季豆500克，五花肉200克，圆南瓜500克，土豆适量，葱、姜、蒜末适量，盐适量，油适量。

制作方法：将四季豆择洗干净，切块或段备用；五花肉洗净，切片，入沸水中焯一下，去掉血污；圆南瓜去皮切大块；土豆去皮切块。热锅放油，放入葱、姜、蒜末爆香，再下入五花肉煸炒至熟，下入处理好的四季豆、南瓜、土豆等，煸炒，加适量白开水，大火烧开，再转小火炖至肉烂、菜熟、汤浓，调入盐即可。

养生功效：补中益气，补养气血，有益于更年期女性的保健。

总之，多吃豆类食物，可以缓解女性更年期的不适症状，并且由于补益了脾胃，补益了气血，可以让女性朋友更加有女人味。日常生活中早晨简简单单地喝一杯纯豆浆，或者五谷豆浆，中午和晚上可以稍食用豆腐、豆皮之类的豆制品。日复一日，天天坚持，等你到了 50 岁或者 60 岁，很多同龄人都在闹更年期的时候，你就会悠然自得，优雅地过好每一天的生活！

> 品茗本身是一种"静心"的养生活动，茶饮中也有很多静心养生的茶，所以选择"静心茶"，时常静心品鉴一番，不仅益气养血，还能静心安神，可以帮助更年期女性平安度过"多事之秋。"

　　女人养生要静心，尤其是更年期的女性。更年期女性属于"脏躁"的时期，"静"有助于女性安抚自己的情绪，稳定血压，保证自己体内的气血流畅，阴阳平衡，在很大程度上可以缓解女性更年期的不适。

　　想要静心，修炼养生功法，玩一玩静心的游戏都是有益的。本书前面的内容可以借鉴，也可以咨询自己的主治医师进行选择。我们现在讨论一下，可以饮用一些"静心茶"来调节体内的气血，平衡内分泌，安抚各脏腑，也是有益于更年期的。饮静心茶，首选乌龙茶。乌龙茶比较常见，像铁观音就属乌龙茶，乌龙茶香高味浓，有抗疲劳、解抑郁的作用。

记载

李时珍在《本草纲目》中记载："茶苦味寒，最能降火，火为百病，火降则上清矣……"饮茶降心火，抗疲劳，壮精神，不仅可以提神，还可医病。抓一小把茶叶，用开水冲泡，盖上壶盖稍等片刻，等喝到嘴里，不仅香醇，而且顿觉口舌生津，烦躁尽消。特别是身体肥胖、希望减肥的女性，更要多喝乌龙茶。因为乌龙茶分解脂肪的作用较强，可以帮助解除油腻，助消化。其他的茶品也可以选择，但我个人还是比较推崇乌龙茶。

还有一些更年期的女性时常感觉胀闷、胀痛，有时候还会有一些痛，但又说不出来哪里痛，话语声音很弱，精神委靡不振。这种现象，我们说，就可能是中医所说的"气虚""气滞"在作怪了。这时，可以选择喝花草茶，花草茶内容多，并且花草的养生功效，相对单纯的茶饮来说更有价值些。女性更年期可以选择喝"三花茶"来养生。

三花茶：用玫瑰花、合欢花、薰衣草各10克。放入大杯中，用沸水冲泡当茶饮，每日1剂。可疏肝解郁，适用于胁肋疼痛、胸闷心烦、烦躁易怒的患者。

李时珍在《本草纲目》中记载："茶苦味寒，最能降火，火为百病，火降则上清矣……"

玫瑰花，是疏肝解郁的"花中皇后"，虽然是花，也是使用很广泛的中药。玫瑰始载于明·姚可成著的《食物本草》，书中称其"主利肺脾，益肝胆，辟邪恶之气，食之芳香甘美，令人神爽"，是一味有"解郁圣药"美誉的中药，有气血双调的功效。常饮玫瑰花茶，可缓和情绪、平衡内分泌、补气血、美颜护肤、调理肝及胃，并可消除疲劳、改善体质。对于月经失调有调理作用，也可用于围绝经期综合征的辅助治疗。但因玫瑰花有收敛作用，如有便秘者不宜过多饮用。

　　薰衣草，是美容界享有"十项全能"美誉的美容圣品，除了其有美容功效，还能帮助人们缓解压力，怡情养性，具有安神、促睡眠的神奇功效。

　　合欢花，气味芳香，味甘、苦，性平。有养心、解郁、开胃、理气之功，主治神经衰弱、失眠健忘、胸闷不舒等症。

　　写到这儿，我想起一句话："七情之病也，看花解闷，听曲消愁，有胜于服药者矣。"这句话我很赞同，并且身体力行。当心情烦闷，或忧愁悲伤的时候，或听曲消愁，或看花解闷，但更多的则是看花解闷。尤其是合欢花，《中国药学大辞典》中记载："合欢树植之庭院，使人解忿而欢乐。故有

'合欢蠲忿，萱草忘忧'之称。"这样一来，合欢便成了能使人不怒、不气，欢乐、愉快的象征性植物。

自古以来，就有"从来佳茗似佳人"的说法，更年期女性应该多饮茶，尤其要饮"静心茶"。想象一下，眼前这位50来岁，优雅中透着贵气，不妖娆，不做作的女性，在清雅氤氲的茶香中静坐品茗，你还能闻到烦躁的味道吗？

玫瑰花，是疏肝解郁的"花中皇后"，虽然是花，也是使用很广泛的中药。

练练"静养功"，多事之秋也能怡然安乐

> 更年期养生需要静。练习一些可以静心的功法，可以帮助女性朋友在静心的同时，增强脏腑功能，气血通畅，为健康保驾护航。

更年期女性养生离不开一个"静"字，"静心茶""静养功"都是经常使用的更年期养生保健方法。在这里我们要教大家几个"静养"的小功法，帮助静心的同时，还能增强脏腑功能，使气血通畅，为大家的健康保驾护航。

"静养功"并不是指一种功法，而是一类功法。其实很多瑜伽体式都具有"静养"的作用，都可以称为"静养功"，前面章节中也有一些"静心"的小方法，可以往前面翻一翻，找一找。下面我们再来学习几个。

双跏趺坐。坐在瑜伽垫上，双腿向前伸直，右腿屈起，脚心朝上，放在左大腿上；再屈起左腿，将左脚心朝上，放在右大腿上。挺直脊背，收紧下巴；双手手心向上，自然放在双膝上，深呼吸。此动作持续 30 ～ 60 秒，初练习者可能做不出叠腿的效果，可以根据自己的情况，尽量做，持续时间也依个人而定，但最低不能低于 30 秒。

这一动作可以增加头部和胸部区域的血液供应，可以使人身心平和稳定，专注力增强，同时还可以协调新陈代谢，促进消化系统功能，排除毒素。

婴儿式。两腿并拢，屈膝跪坐在地上，脚背绷直，两手自然垂放。上身慢慢向前倾斜，直到额头触地，两手掌心向上放在腿部两侧。全身呈放松状态，保持30～60秒。

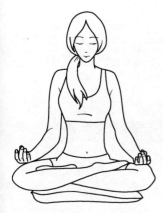

●双跏趺坐

这个动作是放松式的瑜伽动作，可以起到减压释放情绪的作用，最适合压力过大的女性朋友练习，而且动作简单易学。

瑜伽动作有很多，而且舒缓优美，简单易学，无需器械，不会出偏差，减压的同时还能促进血液循环，可使体内器官功能

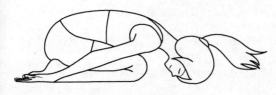

●婴儿式

练练『静养功』，多事之秋也能怡然安乐

315

增强，对瘦身排毒、肌肤美容非常有帮助，此外，还能提升心理、精神能量，使心灵平和、宁静。因此，建议各位女性朋友给自己选几个合适的动作，经常练一练。

另外，再推荐给大家一个"静坐功"来帮助更年期的女性朋友们治躁。

更年期女性最大的特点是"躁"，脾气特别大，往往一点就着。练习这个功法，可以帮助女性朋友疏导肝肾两经，采集天地之阴气，填补体内亏损的阴津，达到滋补阴津的自然锻炼养生方法。

练习方法如下。

准备：选择一块平地，准备一个柔软、平稳的坐垫，保持环境光线柔和，不能太亮，也不能太暗。

要点：首先盘脚（初学静坐的人，双脚盘不起来，可以将腿拉开，左右的幅度放宽，腿就盘起来了），让身体平正；挺直背脊（脊柱保持自然生理曲度，不是一定非要像筷子、笔杆那样直。自然坐正，不要硬挺直，否则反而会起到反效果）；肩膀拉平，放松；左手在下，右手在上，放在肚脐下面，也就是脐下3寸的位置；头保持正立；舌抵上腭；眼睛半开半闭。

练练『静养功』，多事之秋也能怡然安乐

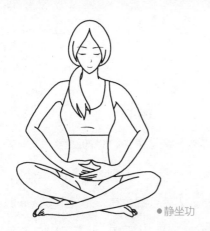

●静坐功

注意事项：注意脚、背、肩，手、头、舌、眼，这几个重点部位的姿势都做好了，脸部肌肉要放松，面带微笑。静坐时要排除一切私心杂念。不做任何动作，仅仅感受你和呼吸的存在。每次做 10～30 分钟即可。每次结束静坐前，应将两掌擦热，轻轻搓脸若干次，再用两手手指自前向后梳头若干次，然后双手叠放，掌心向里，手背朝外，置于脐下 3寸处 3～5 分钟，最后慢慢睁开眼，离座，活动手脚。

静坐不是久坐，久坐会生病，因此不要以为静坐对身体好，就长时间静坐。最好定时静坐，每天固定一个时间，比如晚饭后、入睡前这段时间，可以作为静坐的时间，并且每天都坚持在这个时间静坐。

记载

《黄帝内经》中认为"恬淡虚无，真气从之"，即平淡宁静、乐观豁达、凝神自娱的心境，才是保养心气和身体的重点。所以修炼静养功，可以保证心理平衡，身心健康。如果一个人贪念欲望过多，杂念重生，心神动荡，这样就会消耗大量能量；气血动荡不安，心神外驰，易耗散心气，如此，当外邪侵袭人体时，人就容易生病，尤其是侵袭心时，会因为心气弱而招致疾病，所以人要养心，达到心理平衡。对于现代都市人来说，在某种意义上说，谁拥有了心理平衡，谁就拥有了健康和长寿。对于更年期的女性来说，谁拥有了心理平衡，谁就拥有了抵制更年期不适症状的法宝，所以要静养心。除了上面的功法，还可以练习一下"快活无忧散"，这是一种情志养生智慧功，可以来学习一下。

"快活无忧散"：除烦恼，断妄想，此二味等分，研为极细末，用清静汤服下……凡用此药，先要洒扫一静室，窗棂虚朗，前列小槛，栽花种竹，贮水养鱼，室中设一几一榻一蒲团，每日跏趺静坐，瞑目调息，将前药服之。三炷香之久，任意所适，或散步空庭，吟弄风月，或展玩法帖名画，或吟古诗二三首，倦则啜苦茗一瓯，就枕偃息，久久觉神清气爽，

天君泰然。"快活无忧散"出自明代著名医学家徐春甫的《古
今医统大全》。

上段内容可以理解为：除去烦恼，断绝妄想，这两味药
等分，从细小处入手，以内心清静为汤服下……凡服用此药，
先要清扫出一间静室，窗明几净，窗外辟出一块地方，围上
栏杆，养上虫鱼，室内摆上一张桌案，一张床，一块坐垫，
每天盘腿而坐，闭目调息，按照前面的药方，坚持点燃三炷
香的时间，然后任意行动，或者在庭院中散步，吟风弄月；
或者赏玩碑帖名画；或者吟诵两三首古诗，累了则喝上苦茶
一杯，躺下休息，久而久之，就会感到神清气爽，心平气和。

内心安静，气息自然得以调摄；长久安静，气息自然得
以安定。精、气、神为内三宝，耳、目、口为外三宝。经常
保持内三宝不因追求外物而流失，外三宝不受内心引诱而遭
到干扰。不要让形体劳累，不要让精神摇荡，不要整日苦心
度虑，要减少思虑以养神，减少嗜好以养财，减少言语以养
气。如此，我们就能顺利地度过人生的每一个"多事之秋"，
健康长寿。

第 八 章

防 治 妇 科 病 ， 为 生
命 质 量 增 筹 加 码

女性以血为本，以气为用，因此女性得病多在气血上。女性情感丰富，再加上女性一生的经、孕、产、乳……特殊生理现象，易伤气血。伤了气血就可能导致妇科疾病，相反的，得了妇科疾病，也会更加损耗人体的气血，继而引发女性机体更深层次的伤害。所以，针对女性的妇科病，我们可以对证或对症治疗，通过益气养血的方法来有效处理，如此，可以为女性的健康、美丽及生命质量增加砝码。

注重饮食，轻松防治妇科病

> 女性需要对自己用心，对饮食用心，选择好补益气血的饮食方案，并在生活中加以运用，就可以轻松防治妇科病。

历代医家，善补者，均以食补为先。《黄帝内经·素问·通评虚实论》认为"精气夺则虚"，凡是虚证病人，其正气均受到不同程度的损伤，其治法宜缓不宜速，而缓治之法，理想中的药物，首推"谷肉果菜"之品。

以食物作为补品，其优点就在于既能补充人体之营养，又能治病驱邪。只要饮食得当，既果腹又治病。

柴嵩岩教授在几十年的临床实践中，以食补治病，也为数不少。记得十几年前，有一位女性数次流产，来找老师看病，就诊时，已再次怀孕4个月，恐再流产，所以找到老师求救。老师诊断后，脉细滑，尺脉弱，时有腰酸下坠、纳呆、食少、神疲、嗜卧等症状。对症开方，服数剂中药后，诸症好转，但腰酸、纳少之症还继续纠缠，诊其脉如前，知患者脾肾不足，所以治疗难以速效。建议患者每天吃新鲜淮山药进补，蒸、煮、炖……怎么吃都行，以饱为度。患者照办，每日以鲜山药煮食，服至一段时日后饮食大增，精力充沛，妊娠足月生下一男孩，发育优良。

另外，老师还经常提倡患者和学员、同事中的女性朋友们，要多喝花草茶，如玫瑰花茶、金莲花茶，多吃大蒜，多喝果醋……这都是有益于女性保健，防治妇科疾病的方法。

其实，食补养生在中医学中流传已久，女性朋友们防治妇科病不妨也试试补益气血的"饮食方案"，远离妇科病的烦恼。

饮食规律就能防气血走下坡路。饮食营养与健康有着紧密的联系。如果女性朋友饮食不规律，饥一顿，饱一顿，或者饮食不均衡，或者减肥不吃，就不能给身体足够的能量和营养，影响身体的气血运化、输布等。所以，女性朋友要保证饮食规律，三餐定时定量，少吃或不吃零食，营养合理、均衡，可以参考"中国居民平衡膳食宝塔2016"来安排自己的日常饮食。并且烹饪方式尤其要注意，避免烧烤、炸等，多吃蒸、煮、炖的食物。

多吃含铁量丰富的食物。可以促进血液生成，避免血虚导致阴阳失调，进而引发多种疾病，如贫血、月经不调等。

含铁量丰富的食物有动物肝脏、瘦肉、乌鸡、动物血、菠菜、大枣等，也可以选择中药补品，如阿胶等。需要提醒的是，女性朋友要尽量少喝浓茶和咖啡，以免其中的单宁酸抑制铁的吸收。

五色食物为补益气血出力。五色养五脏，不同颜色的食物对心、肝、脾、肺、肾的濡养作用各不相同。女性朋友只有选对、吃对（红色归属于心，青色归属于肝，黄色归属于脾，白色归属于肺，黑色归属于肾），才能保证五色补五脏，保证脏腑功能正常，生化气血、运化气血、输布气血的功能正常，气血才能充盈、通畅，五脏和谐，少生妇科病，让自己美丽如花。

食物有四性五味，分寒热温凉、酸甜苦辣咸。不同的食物，性质、味道不同，对身体的滋补作用也各不相同。例如，冬瓜能清热解毒、利水消肿、减肥瘦身，是调理湿热体质的理想选择，但冬瓜性偏凉，体质偏寒的女性不宜过多食用；再比如羊肉性热，具有补肾强身、暖身驱寒的作用，适合阳虚体质、常感四肢冰冷的女性食用，也适合冬天进补食用，但羊肉性质燥热，能助热生痰，使阴虚症状加重，故痰湿体

五色养五脏，不同颜色的食物对心、肝、脾、肺、肾的濡养作用各不相同。红色归属于心，青色归属于肝，黄色归属于脾，白色归属于肺，黑色归属于肾。

质、阴虚体质的女性不宜过多食用。选择食物来补益气血，要根据自己的体质来选择，选择对了可以很好地补益气血，防治疾病；选择错了，可能给身体带来负担，所以，最好求助中医师，辨证选用，则更安全，更有益气血的补养、保护。

荤素搭配，气血不亏。说到饮食，很多女性的第一反应是饮食清淡，只吃蔬菜、水果、菌菇，不吃肉类。事实上，蔬菜、水果、菌菇虽然富含维生素和膳食纤维，但缺乏优质蛋白质和某些矿物质，长期素食容易导致蛋白质、脂肪、铁等元素摄入不足，势必会削弱机体免疫功能，影响气血。当然，荤菜也不能吃太多，否则会增加身体的负担，尤其是荤菜含胆固醇等物质比较多，容易诱发高血压、高血脂、高血糖、痛风等，还可能导致女性肥胖、多囊卵巢综合征、不孕不育等。因此，饮食有荤有素、平衡搭配，才能保证营养摄入充分，使肌肤、脏腑器官得到濡养，才能保证气血充盈、顺畅，避免疾病的发生。

粗细搭配，气血更充盈。粗粮包括玉米、高粱、小米、薏米、荞麦、黄豆、绿豆、红豆、马铃薯等。这些食物未经精细加工，保存了大量的 B 族维生素、膳食纤维和钙、铁等矿物质，经常吃能保证一些特殊的营养成分补益身体的气血，避免饮食太过精细导致营养成分缺失，影响脏腑的功能和气血的充盈。并且粗杂粮中的一些营养成分和特殊功能还是预防妇科病的重要营养素，如豆类食物中所含的植物蛋白可以防止卵巢疾病、乳腺疾病。薏米除湿热，常食可以让皮肤变得光滑美白，还能起到减肥、健脾胃的作用，更重要的是可以防治带下病。所以，女性饮食要适当地增加些粗杂粮，这样既能满足机体对营养的需求，又能促进肠道、肌肤健康，帮助女性抗衰老。

常言道："饭前喝汤，苗条健康。"在饭前喝一些清淡的汤，能促进肠胃蠕动，还能产生饱腹感，从而使饭量减少，在一定程度上能起到限制热量摄入、减肥瘦身的功效。另外，汤不仅含有水分，因为与食物一起煮，可以煲成不同营养成分的汤水，对补益气血很有益。比如用大枣搭配乌鸡炖汤，能益气补血、红润肌肤，还能调节月经不调；用山药搭配羊肉炖汤，能补肾壮阳、暖身驱寒，很适合冬季进补。

女性朋友还要多喝粥。粥是我们日常膳食的一种，软糯可口、易消化，而且搭配不同的食材、中药，能起到不同的

食物有四性五味，分寒热温凉、酸甜苦辣咸，不同的食物，性质、味道不同，对身体的滋补作用也各不相同。

滋补效果。

还有，女性朋友要多喝花草茶，这是我们本书中讲得最多的方法。将花草、药草加以煎煮或冲泡，自然芳香，是天然、绿色的保健饮品，非常适合女性补益气血、养生美容之用。不同的花草茶，效果各异，女性朋友可根据自己的需要进行选择。例如：大枣、龙眼肉（桂圆）、枸杞子煎煮后当茶饮用，能补气养血，对血虚所致的失眠、面色苍白、食欲不振、倦怠乏力等具有改善作用。

总之，用心的女性一定能养出充盈、顺畅的气血，也能吃出健康和美丽，重要的是要对自己有心，对生活有心，借助良好的补益气血的"饮食方案"，轻松防治妇科病。

蓝米除湿热，常食可以让皮肤变得光滑美白，还能起到减肥、健脾胃的作用，更重要的是可以防治带下病。

活用艾草，呵护女人一生的万能草

> 　　明·李时珍在《本草纲目》中记载："艾灸百病、理气血、逐寒湿、温经止痛，以三年陈艾为胜。"女性朋友要学会活用艾草，对症选择艾草来保健，可以呵护女性的健康。

　　临床中，经常有患者会问："'若要安，三里常不干'是什么意思？"。古代人们用艾灸来治病，多用直接灸，灸后要发灸疮，想保持身体健康，就要经常艾灸足三里穴，使之常有灸疮，故有三里常不干的说法。对于女性来说，可以多学习艾灸，这是呵护女性一生的"万用灵方"。

生活片段　　来看一个例子。身边的一名老中医，已过耳顺之年，进入老年人行列，虽能坚持工作，但在工作之余，经常感到全身疲倦乏力，再加上很多时候还会参加其他额外的脑力劳动或社会活动，所以经常有力不从心之感。一次和老师聊天的过程中，两位提到艾灸，这位老中医随即想起用隔姜灸的方法灸足三里穴来进行保健。回家后，即执行，3个月左右，

明·李时珍在《本草纲目》中记载："艾灸百病、理气血、逐寒湿、温经止痛，以三年陈艾为胜。"

老中医自觉体力明显增强，在工作之余，不但能用较多的时间读书、备课，参加社会活动也不会感到疲倦，而且睡眠、饮食亦较灸前香甜，且精力充沛。

几年前看《甄嬛传》，看到太医为怀孕的安陵容在药里加入艾叶帮助她保胎的情节。学医的人都明白，这是正确的。《本草纲目》中早有记载，艾叶有散寒止痛、温经止血的作用。在中医师的指导下煎汤口服可以治疗宫寒不孕、月经量多、妊娠期出血等症。至于艾叶安胎一说，典籍中也有记载，如《肘后备急方》以艾叶酒煎服，治疗妊娠胎动不安。艾叶能暖气血而温经脉，本身具有调经止血的作用。一般来讲，对于孕期有少量出血的虚寒型女性，使用艾叶是有一定保胎效果的，但是要辨证施治，不可盲目照搬。怀孕本身是一个自然的生理过程，正常情况下是没有必要安胎的，只有孕妇出现病理状态才有必要安胎。因此，女性养生、防病、治病都不要忘了艾草这个宝贝，不仅可以用来艾灸，也可以用来入肴、洗浴，还能熏香驱邪。

艾叶煮汤口服除了能安胎，还能调经。下面我们就介绍一个艾叶调经的方子。

一株毫不起眼的艾草却承载了女人的幸福，从小到大，只要你想用，找到它，不仅可以帮你疗疾治病，还能帮你美容、提神、延缓衰老，可谓是女人最好的"万用草"。

益母草艾叶茴香茶

配方：益母草6克，炒艾叶10克，小茴香6克。

制作方法：将益母草、炒艾叶、小茴香同放入砂锅中，加适量水（没过药材一指节即可）。然后搅匀泡30分钟，移至灶上，大火煮沸，再转小火煮20分钟，泌出药汁；再加适量水，以淹没药材为度，再开大火煮开，转小火煎煮20分钟，泌出药汁。将两次药汁合起来服用，分2次服，每日1剂。

养生功效：温中活血，暖宫调经。可用于寒性痛经，月经推迟、色黑量少等患者。无瘀滞及阴虚血少者忌用。选择时，请遵医嘱进行。

还有一个小妙方，值得推荐，是专门为不想吃药的痛经患者准备的。艾叶 10 克，生姜 15 克，与鸡蛋 2 个共煮 20 分钟，饮汁吃蛋，早、晚各 1 个。下焦虚寒、腹中冷痛、月经失调、痛经、带下症者，都可以服用。

另外，还有其他的煎煮艾叶治疗妇科病的方法，可以根据病情求医施治选用，这里不再赘述。

说完吃的、喝的，再来说说艾叶熏洗及熨帖的作用。

中医学认为，花椒（川椒）或艾叶以开水浸泡后清洗外

活用艾草，呵护女人一生的万能草

331

阴，具有"祛浊、杀虫"的功效，且不会有不良反应。

如果患有女阴白斑病或阴道滴虫、真菌感染，可选用中药外阴洗剂：蛇床子30克，地肤子30克，艾叶10克，白鲜皮15克，防风15克，龙胆草15克，川椒10克。文火煎熬15分钟，过滤后熏洗即可，每日1剂，每剂用2次。此处方对女性阴部瘙痒有显著疗效。《本草纲目》中记载："艾，可作煎，治下部疮痒，利阴气，生肌肉。"艾草性温，五行属火。以艾草的活力，冲出阴道内的浊水，这是古代大医们常用的方法。现在的女性朋友也可以选用。

另外，艾叶适量，黄酒2份，陈醋1份，比例最好是艾叶：黄酒：陈醋为3：2：1。用法：将艾叶揉烂，加入黄酒、陈醋拌匀，在锅内炒热，分成2份，用布包裹，趁热敷于女性小腹部位，冷则更换，每次40分钟，每日1次或2次。主治：宫寒所致不孕、带下、痛经、月经不调等妇科病。

艾灸也可以治疗妇科疾病。艾灸是中医学中很重要的治病方法，很多种疾病都能用艾灸对症治疗。所以，有此需要的女性朋友可以找中医师和中医艾灸师帮忙，辨证施灸，效果会不错。

活用艾草，呵护女人一生的万能草

　　一株毫不起眼的艾草却承载了女人的幸福，从小到大，只要你想用，找到它，不仅可以帮你疗疾治病，还能帮你美容、提神，延缓衰老，可谓是女人最好的"万用草"。

> 月经的好坏，关系到女子的生殖功能，照顾好月经，安抚好这位"好朋友"，就会给女性带来很多幸福。

生活中我们戏称月经是女性的"好朋友"，因为月经在女子初潮后，正常的话每个月都会来，就像好朋友一样形影不离。月经正常与否，关系到女性的生殖功能，一旦"好朋友"闹脾气，女性朋友就容易出现很多不舒服的症状，甚至会影响一生的幸福。所以，女性朋友要照顾好自己的"好朋友"，畅通气血，才能和平相处。

生活中，让女性朋友最心烦、最普遍的月经问题，就是痛经。痛经是一个遗留千古的妇科问题，自古就有女子哭诉痛经，这也让医学界的泰斗们对此乐此不疲地研究。各家有各家的论法、治法。

关于痛经，中医有"不通则痛"的病机理论，治疗当以"通"为主。临床治疗痛经，都是根据患者的症状，求因治本，以畅通气血为主。

临床将痛经分为寒凝血瘀型、气血虚弱型、肝肾亏损型、气滞血瘀型、湿热下注型几种。

寒凝血瘀型痛经：经前或经期小腹冷痛拒按，温暖小腹后痛感减轻，有些会经期延后，月经量少，经色瘀黯有块，经期畏寒身痛，面色白。治疗宜温经散寒、暖宫止痛，可以用温经止痛汤加减。

气血虚弱型痛经：经期或经后1～2天内，小腹隐隐作痛，喜温喜按，经水色淡，量少质稀，面色萎黄无华，神疲乏力，气短懒言，纳少便溏。治疗宜益气养血、调经止痛，可以用八珍汤加减。

肝肾亏损型痛经：经期或经后小腹隐痛，月经量少色淡，腰部酸痛，头晕耳鸣。治疗宜益肾养肝、调经止痛，可以用调肝汤加减。

气滞血瘀型痛经：虽然不属于气血虚弱，但也会诱发气血虚弱的症状，因为瘀滞之后，难以供给各器官气血营养。这种类型的痛经，每于经前1～2天，或者在月经期间，就会出现小腹胀痛、拒按，或者伴有胸胁乳房胀痛，或者月经先后不定、量少，经行不畅，经色紫黯有瘀块，血块排出后疼痛感减轻，情绪急躁易怒，心烦，月经过后疼痛消失。这

痛经无论虚、实，均与患者素体状况有关，或为气血、肾气之虚，或有寒邪、瘀血、湿热等病因潜伏，或情志郁结等，临证必辨证，针对病因有效治疗，方能揪出隐藏在痛经后面的健康大隐患。

种类型的痛经在治疗上需要理气活血、祛瘀止痛，可以用膈下逐瘀汤加减。

湿热下注型痛经：虽然可能没有明显的虚证，但是在这里也给朋友们介绍一下，以便辨别到底属于哪种类型的痛经。这种痛经经前小腹疼痛拒按，有灼热感，有些人腰骶胀痛，平日里小腹就会痛，经期时腹痛加剧，也有的有低热现象，经色暗红，质稠有块，白带黄稠，小便短黄，大便不爽。治疗宜清热除湿、化瘀止痛，可以用清热调血汤加减。

很多女性虽然常受到痛经的折磨，但却不会用心去弄清到底因为什么引起的痛经，只是每个月到了月经来的那几天，硬熬着挺过去。其实，痛经最好别熬，痛经无论虚、实，均与患者素体状况有关，或为气血、肾气之虚，或有寒邪、瘀血、湿热等病因潜伏，或情志郁结等，临证必辨证，针对病因有效治疗，方能揪出隐藏在痛经后面的健康大隐患。所以，联系上面的分型，有痛经的女性朋友可以先对号入座一下，然后去请教中医师辨证施治一番，这才是对自己的身体负责，对自己的生命质量负责。

关于痛经，我们可以学习一个非常有用的方子，这个方子能治疗大部分痛经，不过对热性因素导致的痛经，效果欠佳，需要另外搭配相关的药材才行。但此方对对症者很有效。

益母草红糖姜茶

配方：益母草 10 克，生姜 20 克，红糖适量。

制作方法：将益母草、生姜、红糖全都放在砂锅中，加入适量水，大火煮沸，转小火续煮 3 分钟关火，焖 15 分钟即可饮用。当茶饮，每日 1 剂。经前 1 周左右开始服用。

养生功效：活血调经、祛瘀、祛寒、祛湿、通经，适用于气滞血瘀型、寒凝血瘀型、湿热下注型、气血虚弱型痛经的防治。对经行有血块、腹部阴冷的痛经患者尤其有效。

益母草，主入血分，善于活血调经、祛瘀通经，为妇科要药，可用于治疗血滞经闭、痛经、经行不畅、产后恶露不尽、瘀滞腹痛等。临床治疗痛经时，将益母草搭配不同的食物、药材，对症治疗，可以缓解患者多种类型的痛经。

生姜，温经、通瘀、散寒、祛湿，可以治疗寒湿引起的痛经，也能治疗瘀血导致的痛经，与益母草、红糖配伍，增加了通瘀、温经的效果，可以缓解痛经，通则不痛。

红糖，既可调节药茶口感，也能活血调经，增强药方畅通气血、调和月经、通经止痛的功效。

需要注意的是，对待痛经，不少女性朋友存在几种错误观点，希望大家注意。

一是认为温热就可以治疗痛经。这个不对，要分型。不少女性一旦痛经，就抱一个暖水袋，这种方法只适用于寒凝血瘀型，而对于其他类型痛经就不管用了。所以，不要一痛经就认为可以用热敷的方法，应该去求助中医师。

二是痛经时乱吃药。多种原因均可引起痛经，所以不明原因地吃药，也是治疗痛经的一种误区，而且如果不对证，滥用药物还可能会加重痛经。

三是有些人试图用按摩的方法缓解痛经，但经期不宜进行大强度的按摩，否则可能会加重出血的情况。想通过按摩治疗痛经，可以根据医生的辨证，在经期之外，对证选穴按摩治疗，才最合理。

大家还要注意，为了避免痛经的发生，生活中要饮食清淡，富有营养，不要贪吃过于辛辣的食物，以免耗伤阴血，或者让燥热迫使血液下行，导致月经先期经血量过多；也不要吃雪糕、冷饮之类寒凉的食物，以免"寒搏于血"，让寒气把血"冻住"，运行不畅，就会出现痛经及其他月经问题。经期要吃温热性的食物，如牛肉、桂圆等；多吃含铁和滋补性的食物，缓解精神压力；多吃一些减压食品，如香蕉、卷心菜、土豆、虾、玉米、西红柿等。

对于痛经，还要在日常生活中做好预防，避免性生活不节，避免生育过频。另外，经过多次人流、药流、刮宫等手术，损耗肾精，伤及气血，也会发生痛经。

要养成良好的生活习惯，在经期注意保暖，少碰凉水，注意个人卫生，还要注意调整好心态，避免熬夜、过度劳累、生活不规律等。

经期不宜进行剧烈运动，比如跳高、跳远、赛跑、球类运动、举重、哑铃、游泳等，会诱发或加重经期的全身不适，甚至引起痛经或月经失调，或者宫腔感染。

此外，经期不宜进行体检，也不宜拔牙等，这些都是经期需要注意的一些保健要点。

经期不宜进行剧烈运动，比如跳高、跳远、赛跑、球类运动、举重、哑铃、游泳等，会诱发或加重经期的全身不适，甚至引起痛经或月经失调，或者宫腔感染。

女性朋友在经期注意了以上这些保健要点，就可以尽量避免痛经的发生。在治疗痛经的时候，采用畅通气血的办法，可以有效缓解痛经，让我们更舒适、快乐地生活。

有效的乳房按摩法，使你健康又迷人

> 乳房需要按摩，如此可以更好地疏通气血、疏肝解郁、理气止痛……对乳腺增生、经行乳胀等乳房疾病的发生有防治作用。

女性乳房出现的问题，一方面与内分泌激素失调有关；另一方面与精神压力有关。虽然，婚育、遗传、饮食、生存环境污染等因素也可诱发乳房疾病，但都不是主要的。从中医角度看，乳房疾病的病机，通常是气血不畅或肝气郁结。因此，用穴位按摩来疏通气血和郁结之气，可以预防乳房疾病的发生。

下面我们来学学调节气血、养护乳房的按摩方法。

疏肝理气、活血通络之法：此手法通过对经络穴位的刺激，可调整脏腑功能，起到疏肝解郁、活血通络、理气止痛的作用。对乳腺增生、经行乳胀等乳房疾病有防治作用。

穴位按摩

按摩方法：

揉胸：患者取仰卧位，施术者用掌根或示指（食指）、中指、环指（无名指）并拢，沿胸骨自上而下做揉法5～7遍。

分推胸部阴阳：施术者双手掌着力于患者上胸部，沿胸骨自上而下，由内而外地同时分推3～5遍。

掌推腰脊：施术者用手掌掌根着力于患者腰背部膀胱经，由上而下直推5～7遍，用力沉稳而和缓。

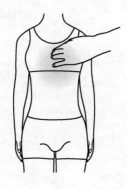

●揉胸

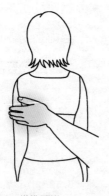

●掌推腰脊

乳房需要按摩，可以更好地疏通气血、疏肝解郁、理气止痛……对乳腺增生、经行乳胀等乳房疾病有防治作用。

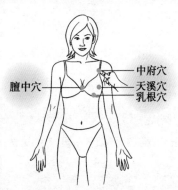

●用拇指按揉中府穴

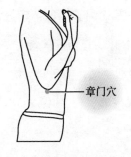

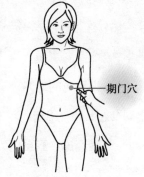

●用拇指按揉期门穴

按揉经穴： 施术者用拇指或中指指端按揉患者中府穴（在胸部，横平第1肋间隙，锁骨下窝外侧，前正中线旁开6寸）、膻中穴（在胸部，横平第4肋间隙，前正中线上）、章门穴（在侧腹部，第11肋游离端的下际）、期门穴（在胸部，第6肋间隙，前正中线旁开4寸）、乳根穴（在胸部，第5肋间隙，前正中线旁开4寸）、神封穴（在胸部，第4肋间隙，前正中线旁开2寸）、天溪穴（在胸部，第4肋间隙，前正中线旁开6寸），每穴1分钟，以酸胀得气为好。

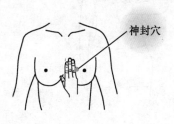

胸胁胀闷、烦躁易怒者，加双手搓摩两胁肋 2 分钟；腰酸肢软、头晕耳鸣者，加拇指按揉风池、肾俞、太溪穴各 1 分钟；精神抑郁、健忘失眠者，加拇指按揉内关、神门、肾俞穴各 1 分钟；掌擦涌泉穴，以局部透热舒适为度。

上述按摩治疗每日 1 次，经前 1 周开始治疗，一般治疗 3～6 个月即可取得较好的疗效，也可以经常按摩，直至症状消失。

按揉膻中：患者取坐位，或者仰卧位，用一手拇指或中指指腹着力于膻中穴，做缓和的环转按揉，力量由轻渐重，有一定节律性，约 2 分钟，以局部酸胀得气为佳。

掌摩乳房：双手搓热，然后分别按于两乳上，劳宫穴（将拇指之外的四指并拢，慢慢地向手掌心握拳，中指尖所对的地方就是劳宫穴所在位置）对准乳头处，用整个手掌面附着在乳房表面，环转摩揉，直至两乳温热舒适。

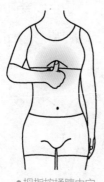

● 拇指按揉膻中穴

女性朋友平时都应该重视养护自己的乳房：一方面，要注意修身养性，调节好情绪，也要注意搭配好饮食；另一方面，晚上睡觉前可以适当做一会儿乳房按摩，不必拘于穴位与手法。这些都会对乳房疾病有一定的预防作用。

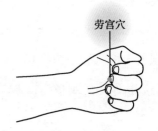

劳宫穴

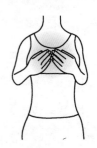

● 掌摩乳房

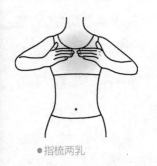

● 指梳两乳

指梳两乳：两手五指微屈，自然展开，以十指指腹着力于两侧乳房上部，由内而外，自上而下滑动梳理，十指用力均匀，反复梳理 30 次。

点按经穴：用中指指端点按乳根、章门、期门、神封、天溪穴，每穴 1 分钟。

以上方法，人人都可以练习，经常按摩，可以调理气血，养护乳房。

另外，需要提醒的是：如乳房有明显肿块，乳头回缩、溢血等现象，应及时到医院就诊，排除乳房恶性病变，以免延误治疗。注意劳逸结合，调畅情志，避免精神紧张。衣着不宜过紧，防止局部挤压和摩擦。

治疗前做必要的检查，明确诊断后方可进行按摩治疗。

按摩治疗时，手法轻柔，乳房肿块处不宜使用重手法。

按摩治疗期间，需调畅情志，保持乐观情绪，并定期检查。

少数经按摩治疗效果不理想或病情严重者，应取乳房肿块组织做病理检查。

乳房疾病是女性最常见的一类疾病，好发于青春期以后的任何年龄，但以中年女性多见。女性朋友平时都应该重视养护自己的乳房：一方面，要注意修身养性，调节好情绪，也要注意搭配好饮食；另一方面，晚上睡觉前可以适当做一会儿乳房按摩，不必拘于穴位与手法。这些都会对乳房疾病有一定的预防作用。晚上睡觉的时候不要穿胸罩，给拘束了一天的乳房一个好好休息的机会。

一番按摩之后，也别忘记给自己泡一杯"开心疏肝茶"。"开心疏肝茶"由刺五加、枸杞子、杭白菊、合欢花、陈皮、百合各3克组成，用沸水冲泡饮用。刺五加、枸杞子平补肝肾；杭白菊清肝火；合欢花让人心情愉快，安神解郁；陈皮理气除胀；百合润肺，清心安神。这道茶除了月经期间停喝，每天都可以喝。1个月经周期为1个疗程，基本坚持2～3个月，能解决很多乳房问题，如乳腺增生、经行乳胀等。

"女福大穴"益气血，有效祛除妇科病

> 身为女人学会按摩一些调气养血的穴位，能在很大程度上防治妇科疾病，人也会从里到外健康、漂亮！

几乎所有妇科病都跟气血有关。一些可以自己解决的疾病，或者能够作为辅助治疗增强疗效时，我会告诉患者自己学学按摩。指导他们选择一些有效的经穴进行按摩，可能会使疾病的治疗效果更好。

人体有近400个穴位，每一个穴位对人体都是有作用的。临床经验证实，人体中的一些穴位是多气多血的穴位，可以帮助女性抵制妇科疾病的困扰。

我们一起来学学几个常用的调养气血的"女福大穴"，来辅助治疗妇科疾病。

膻中穴： 为任脉穴位，位于胸部前正中线上，平第4肋间隙，两乳头连线的中点。

记载

《灵枢·海论》中记载："膻中者，为气之海。"所谓人有

调气
养血

女人养好气血更年轻

穴位按摩

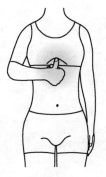

●拇指按揉膻中穴

四海，即脑为髓之海，胃为水谷之海，冲为血海，膻中为气之海，即膻中穴是容纳一身之气的大海。气会膻中穴，承中州脾胃之供养，合天地之清气而聚于胸中，调补虚实，而为上焦气机调畅之关键。

此穴能帮助女子调理气血，尤其对于女性乳房疾病有很好的辅助治疗作用，是女性乳房疾病的"女福大穴"。经常按摩膻中穴，还可以通乳下奶。

日常保健按摩手法，可以这样做：用一手拇指或中指螺纹面着力，置于膻中穴上，其余四指轻抚体表或抱空拳，腕关节轻轻摆动或小幅度环旋转动，使着力部位带动该处的皮下组织做反复不间断、轻柔和缓、有节律地回旋揉动。

"女福大穴"益气血，有效祛除妇科病

《灵枢·海论》中记载："膻中者，为气之海。"所谓人有四海，即脑为髓之海，胃为水谷之海，冲为血海，膻中为气之海，即膻中穴是容纳一身之气的大海。

349

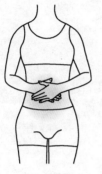

●双手相叠按揉中脘穴

中脘穴：位于上腹部，当前正中线上，脐中上4寸。属任脉，首见于皇甫谧的《针灸甲乙经》。

中脘穴为胃之募，腑之会，为手太阳小肠经、手少阳三焦经、足阳明胃经与任脉之交会穴，可用治一切腑病，尤以胃的疾患为先。

中脘穴具有补中气、理中焦、和胃健脾之功效。现代临床常用于治疗胃痛、腹痛、呕逆、反胃、食不化；肠鸣、泄泻、便秘、便血、胁下胀满疼痛；喘息不止、失眠、脏躁、癫痫、尸厥；胃痉挛、胃下垂、膈肌痉挛、子宫脱垂等。

对于女性来说，中脘穴可用于防治子宫脱垂、更年期不适以及其他中气下陷之类的疾病。

日常保健按摩，可以这样做：患者取仰卧位，将两手手掌相贴，用力快速搓动，当手掌极热时，双手相叠，迅速覆盖于中脘穴上，做顺时针和逆时针交替揉动约 10 分钟。

关元穴：位于下腹部前正中线上，当脐下 3 寸处。

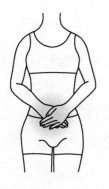

●双手相叠按揉关元穴

关元穴为小肠募穴，为任脉与足三阴经交会穴。《类经图翼·任脉穴》记载："此穴当人身上下四旁之中，故又名大中极，乃男子藏精，女子蓄血之处。"

凡先天不足、久病体虚以及一切虚劳冷惫、羸瘦无力等元气虚损的病证，关元穴堪当治疗重任。治疗由虚而引起的久泻、脱肛、疝气、便血、月经不调、痛经、子宫脱垂、功能性子宫出血、外阴瘙痒等病症，关元穴均为首选。

日常保健按摩手法：患者取仰卧位，两手手掌相贴，用力快速搓动，当手掌极热时，双手相叠，迅速覆盖于关元穴上，做

气足则血活，血活则身暖，故前人有"气海一穴暖全身"的说法，也可见气海穴补气活血之力。女性月经不调，气虚所生之病，都可以用气海穴来调理。

顺时针揉动约10分钟。

气海穴：位于下腹部，前正中线上，当脐下1.5寸处。

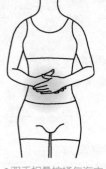

●双手相叠按揉气海穴

气海穴属任脉，"盖人之元气所生也"（宋·王执中《针灸资生经》），故有调整全身、增强免疫功能而强壮全身的作用，为治一切虚证（如先天禀赋虚弱、后天劳损太过、大病新瘥、产后体虚等证）要穴。气足则血活，血活则身暖，故前人有"气海一穴暖全身"的说法，也可见气海穴补气活血之力。女性月经不调，气虚所生之病，都可以用气海穴来调理。

日常保健按摩手法：患者取仰卧位，两手手掌相贴，用力快速搓动，当手掌极热时，双手相叠，迅速覆盖于气海穴上，做顺时针揉动约10分钟。

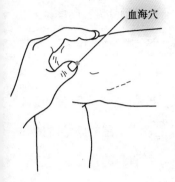

血海穴

血海穴：在大腿内侧，髌底内侧端上2寸，当股四头肌内侧头的隆起处，左、右共2穴。

血海穴，是足太阴脾经的一个普通腧穴，但在临床应用中，却有意想不到的疗效。中医学认为，"脾生血"，而血海穴属脾经，是脾血归聚之处，最善于调节血液，具有活血、生血的独特功效，故称血海为"阴血之海"，一切血病皆可治之，不仅能治疗更年期综合征，而且还是治疗月经不调以及痛经的特效穴。

日常保健按摩手法：患者坐在椅子上，将腿伸展绷直，在膝盖内侧会出现一个凹陷的地方，在凹陷的上方有一块隆起的肌肉，肌肉的顶端就是血海穴。用两手拇指重叠按压这个穴位，至酸胀为宜，多按压几次，缓解痛经的效果会更好。

足三里穴是"长寿穴"，是足阳明胃经腧穴，属于胃经的合穴，是补脾培本的要穴，具有健脾气、和胃气的作用。对于女性来说，所有气血虚所致的疾病，都可以找足三里穴帮忙。

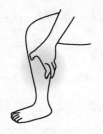

●拇指指腹按揉足三里穴

足三里穴：在小腿前外侧，当犊鼻下3寸，距胫骨前缘一横指（中指），左、右共2穴。

足三里穴是"长寿穴"，是足阳明胃经腧穴，属于胃经的合穴，是补脾培本的要穴，具有健脾气、和胃气的作用。足三里穴不但是治疗疾病的重要穴位，也是具有保健功效的重要穴位。对于女性来说，所有气血虚所致的疾病，都可以找足三里穴帮忙。

现代研究还发现，灸足三里效果较好，女性保健、防病，不妨常灸足三里。前面有相关文章介绍，这里不再赘述。

三阴交穴：位于小腿内侧，当足内踝尖上3寸（4横指），胫骨内侧缘后方，左、右共2穴。

三阴交穴为全身"十总穴"之一，是人体大穴，因善治妇科疾病而获"妇科三阴

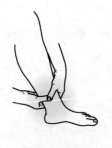

●双手拇指相叠按压三阴交穴

调气
养血

交"之美誉。为治疗月经周期提前或延后、月经量过多或过少、白带过多以及经前期综合征、更年期综合征等妇科疾病之要穴。观"三阴交"之名，知其为三条阴经，即足太阴脾经、足少阴肾经、足厥阴肝经交会之处，因此这三条经脉的病变皆可用本穴。

日常保健按摩手法：两手拇指重叠按压这个穴位，至酸胀为宜。每天可进行2次或3次。

子宫穴：在下腹部，当脐中下4寸，前正中线旁开3寸，左、右共2穴。穴位近子宫，主治胞宫之疾患，因名"子宫"穴。

子宫穴主治阴挺、月经不调、痛经、崩漏、不孕以及附件炎、子宫内膜炎、盆腔炎、肾盂肾炎等。

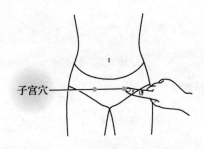

子宫穴

三阴交穴为全身"十总穴"之一，是人体大穴，因善治妇科疾病而获"妇科三阴交"之美誉。为治疗月经周期提前或延后、月经过多或过少、白带过多以及经前期综合征、更年期综合征等妇科疾病之要穴。

日常保健按摩手法：患者取仰卧位，两手手掌相贴，用力快速搓动，当手掌极热时，双手相叠，迅速覆盖于子宫穴上，做顺时针揉动约 10 分钟。

背俞穴：不是一个，而是一组，是五脏六腑在背部的俞穴，即肝俞、脾俞、肾俞、肺俞、心俞、胃俞、大肠俞、小肠俞、膀胱俞、膈俞等。五脏六腑是人体气血化生、输布、运行等各方面的根本，用好背俞穴，可以治疗许多妇科病症，临床重要的是对证选择穴位和配伍使用。

如果是保健，可以采用捏脊法，或者摩背法。

日常保健按摩手法：先让家人在背部轻轻按摩几遍，放松全身肌肉。之后用拇指、示指（食指）、中指和环指（无名指）同时提拿背部正中皮肤，沿着脊柱的方向从下至上双手交替向前捻动。每捏 3 次就将皮

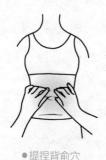

● 提捏背俞穴

肤向上提起一下，捏起皮肤的多少和提拿的力度要适宜，不能拧转，并且要直线前进，不能歪斜。可以防治一切妇科疾病，还能治疗消化不良、口臭、胃胀、胃痛、腹泻、精神委靡、乏力等症。每天捏 2 次，坚持捏 1 周就能看到效果。

八髎穴： 八髎就是八个穴位——上髎、次髎、中髎、下髎各一对，所以叫做"八髎"。分别在第一、二、三、四骶后孔中，合称"八穴"。

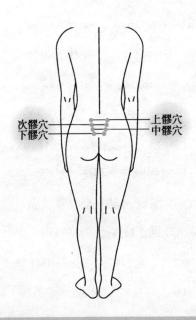

次髎穴 ———— 上髎穴
下髎穴 ———— 中髎穴

这是一个区域，也就是在腰阳关和会阳之间，邻近胞宫。这个区域的皮肉，应该是很松软，能捏起来的。如果不松软，说明经络肌肤之间有粘连，这种粘连，正是体内（尤其是胞宫）有问题的外在表现，而妇科的一切疾病，都与胞宫紧密相连。在八髎区域进行提捏、推拿、按揉、拔罐或艾灸，正是从外而内调理胞宫。冲脉、任脉和督脉也都起于胞中。督脉主一身之阳气，任脉主一身之血，冲脉则为十二经脉之海，五脏六腑都要靠他们支配。八髎穴乃支配盆腔内脏器官的神经血管会聚之处，是调节人体一身气血的总开关，务必畅达无阻。胞宫健康了，困扰女性的很多杂病，如失眠、便秘、爱生气、急躁等，都会自然消失。

　　主治：月经不调、带下病、痛经、腰骶部疾病、下腰痛、坐骨神经痛、下肢痿痹、小便不利、小腹胀痛、盆腔炎等。

　　日常保健按摩手法：患者取俯卧位，施术者两手手掌相贴，用力快速搓动，当手掌极热时，双手相叠，迅速覆盖于八髎穴（此区域）上，做顺时针和逆时针揉动约10分钟。

　　虽然，可以供女性选择的保健穴位很多，但这几个调养气血的"女福大穴"用好了，或能"以一抵百"。所以，养生不一定要面面俱到，需要时，在中医师的指导下，选择适宜的穴位来为自己的健康服务就好了。而日常保健，选择这几个能调养气血的穴位就够，用好了，女人这一生健康无忧。

慢性盆腔炎，轻松按摩除病疾

> 盆腔炎属于中医学之湿浊、结聚、瘀滞、癥瘕范畴，中医证型较多，临床治疗除了对证用药外，也可以用自我按摩方法来辅助治疗，长期坚持，疗效可观。

先来看一个例子。秦某，女，30岁，已婚，左下腹疼痛近1年。1年前做过引产术，后又因胎盘残留行清宫术。此后左下腹一直持续疼痛，带下不多，无异味，经量较前减少，经前半个月周期性出现恶寒发热，平素食欲不佳，盗汗，有口臭，大便秘结。现月经每月1次，7天净，量偏少，经期腹痛，能忍，末次月经为15日前，量少、色暗。某医院检查：双侧附件增厚，有压痛。血常规检查：正常；B超检查：盆腔未见异常。舌淡胖，苔白腻，脉细弦滑。大腿前侧出现散在红色丘疹性荨麻疹，局部痒痛。西医诊断：慢性盆腔炎。中医辨证：湿热内蕴。治法：清热凉血，佐疏肝化湿益肾。

针对秦女士的疾病，可以这样解析：邪热与余血相搏结，蕴积于胞宫，则见小腹疼痛；病情反复进退，耗伤气血，虚实错杂，缠绵难愈；阴血耗伤不足，故致月经量减少；月经前半个月为氤氲期，此时重阴转阳，阴阳交错，伏热遇阳而发，正邪交争，故每遇此时即现发热恶寒；素体脾虚，运化不利，故见纳呆；运化失司，水湿内停，故见舌胖、苔白腻；平素便秘，阳明郁热不得泻，故见口臭；双大腿前侧为足阳明胃经循行，阳明郁热，故见大腿前侧散在红色丘疹性荨麻疹，局部痒痛；病情日久，肝气不疏，故见脉弦。辨证为湿热蕴结，治疗以清热凉血之法为主，佐疏肝化湿益肾。方用：冬瓜皮15克，茯苓15克，合欢皮10克，夏枯草12克，茵陈10克，白扁豆10克，月季花6克，桑寄生15克，杜仲10克，续断20克，川芎3克。7剂。后续随症加减，3个疗程后患者自述各种症状基本消失，续服药1个疗程，未再见患者。

盆腔炎是指女性上生殖道的一组感染性疾病，主要包括子宫内膜炎、输卵管炎、输卵管卵巢脓肿、盆腔腹膜炎。若发生盆腔炎性疾病，也往往是邻近器官炎症的扩散，是女性常见疾病之一。我的老师柴嵩岩教授对盆腔炎的中医辨证治疗有深刻的认识，认为盆腔内器官的慢性炎性病灶，如渗出、肿胀、增厚、积水等症状，属于中医学湿浊、积聚、瘀滞、癥瘕的范畴，单纯沿用"消炎""清热解毒"的思路加以治疗，乃是脱离了本病的发展演变规律，实不可取也。

慢性盆腔炎中医证型较多，对湿浊内结、血瘀气滞所致慢性盆腔炎，老师曾以下方对证治疗：紫花地丁 12 克，蒲公英 12 克，香附 10 克，夏枯草 10 克，生蒲黄 6 克，蛇床子 5 克，萆薢 10 克，三七粉 2 克，川芎 3 克。此方，诸臣药与众佐使药相合，共助君药达清热除湿化瘀、散结止痛之力，突显散结化浊之优势，对慢性盆腔炎久治不愈而湿浊内结或已成癥瘕者，疗效甚佳。

对于慢性盆腔炎患者，我们要怎么做才能帮助自己减轻痛苦呢？基于上面的案例和国医大师柴嵩岩对于盆腔炎的分析得知，防治盆腔炎，重要的是清热除湿化瘀、散结止痛。所以，基于此，我们可以选择一些保健茶饮来防治，如蒲芎茯苓饮。

蒲芎茯苓饮

配方：蒲公英3克，川芎2克，茯苓5克。

制作方法：将此3味药材放入大茶杯中，加沸水冲泡，盖盖，15分钟后即可饮用。随饮随泡，每日1剂，可连服10天左右，有症状时可以间断地长期饮用。

蒲公英，性味甘、苦、寒，入肝、胃经，具有良好的清川芎，性味辛温，《日华子本草》有川芎治"一切风，一切气，一切劳损，一切血……调众脉，破癥宿血……养新血，消瘀血"的明确观点。以川芎为佐，消散化瘀，对治疗女性因慢性炎症导致的盆腔粘连有独特之效。

热解毒、消痈散结功效。药效学实验表明，蒲公英对金黄色葡萄球菌、皮肤真菌有抑制作用。此方有清热解毒、消肿散结之力。

川芎，性味辛温，《日华子本草》有川芎治"一切风，一切气，一切劳损，一切血……调众脉，破癥宿血……养新血，消瘀血"的明确观点。以川芎为佐，消散化瘀，对治疗女性因慢性炎症导致的盆腔粘连有独特之效。

茯苓，甘淡渗利，解毒利湿。《本草正义》中记载："茯苓，利湿去热，能入络，搜剔湿热之蕴毒"。因此，盆腔炎属于湿热证者，用茯苓很相宜。

另外，也可以用自我按摩的方法来辅助治疗慢性盆腔炎，对证进行按摩。

穴位按摩

湿热蕴结型盆腔炎

◇ 患者取卧位，用一指禅推或揉气海、关元穴至耻骨联合处；再用掌按揉腹部3分钟。

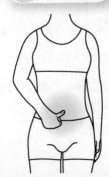

● 一指禅推或揉气海、关元穴至耻骨联合处

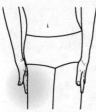

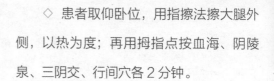

◇ 患者取仰卧位，用指擦法擦大腿外侧，以热为度；再用拇指点按血海、阴陵泉、三阴交、行间穴各2分钟。

● 指擦法擦大腿外侧

◇ 患者取俯卧位，以拇指外侧缘自下而上反复擦督脉，以热为度；再用一指禅推法推两侧肝俞、脾俞、三焦俞、肾俞、膀胱俞穴各1分钟。

● 拇指外侧缘擦督脉

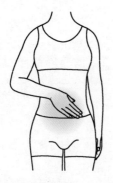

寒湿凝滞型盆腔炎

◇ 患者取仰卧位，用掌摩法以关元穴为中心，顺时针、逆时针按摩患者小腹各100次；再用掌擦法，双手斜向擦患者小腹，以热为度；最后用掌按法持续按压神阙穴3分钟。

● 掌摩法

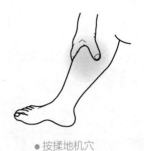

●按揉地机穴

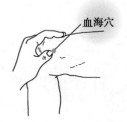

血海穴

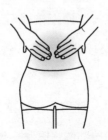

●指擦法直擦腰骶部

◇ 患者取坐位，用拇指按揉双侧下肢地机穴、血海穴各2分钟。

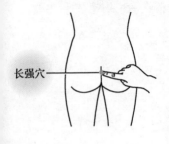

长强穴

◇ 患者取俯卧位，用指擦法直擦腰骶部，以热为度；再用拇指按揉膈俞、肝俞、脾俞、三焦俞、膀胱俞、八髎、长强穴各1分钟。

气海穴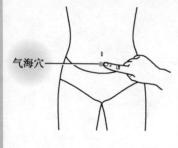

气滞血瘀型盆腔炎

◇ 患者取仰卧位，用掌按法持续按压气海穴3分钟；再用掌揉法反复揉动小腹2分钟；最后用掌擦两侧胁肋部2分钟，以有热感为度。

◇ 患者取坐位，用拇指按揉双侧下肢地机穴、太冲穴各2分钟。

◇ 患者取俯卧位，用拇指按揉两侧肺俞、肝俞、脾俞、三焦俞、八髎穴各1分钟。

另外，也可以借助一些按摩工具来进行穴位按摩，这样对有些部位好操作一些，也可以让家人或按摩师辅助按摩。

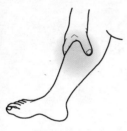
● 按揉地机穴

盆腔炎的防重于治。日常生活中要注意女性私处的卫生，经常清洗外阴，勤换内裤。夫妻生活要注意卫生，夫妻双方均应清洗外阴，防止将细菌、滴虫等带入阴道，进而引起盆腔炎。经期和产后42天内，严禁过夫妻生活。妇科检查、分娩、人工

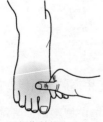
● 用拇指按揉太冲穴

流产时，要注意清洁卫生，用具和器械要严格消毒，防止感染。

平时要加强营养，注意休息，调节情志，适当运动，增强体质和抗病能力。

还有些女性常担忧盆腔炎症会不会有受孕的问题。其实即使患有盆腔炎也不一定会影响女性怀孕，不过这是有一定前提的，如果平时不注意生活习惯，不积极主动配合治疗，那么也是会影响怀孕的。建议女性朋友能够为自己的健康和孕育下一代爱护自己的身体。

慢性盆腔炎，轻松按摩除病疾

环腰带脉，有效调治"带下病"

> 带脉就像人体自身配备的一条腰带，其主要功能是"约束诸经"。带脉一旦堵了，女子胞必定受到伤害。按摩带脉，能辅助治疗妇科病，比如"带下问题"。

我的老师柴嵩岩教授在临床为女性治病时，不论什么病都要问问带下问题。老师常教导学员诊妇人病，问"经"固然重要，问"带"也绝不可少，因"经"和"带"均可反映女子胞的生理状况及病理变化，问"经"不能代替问"带下"。

月经有生理、病理之分，带下也有生理、病理之异。"十女九带"，带与带不同，如何区别呢？通过带下的量、色、质、味及出现的时期，便可判断出白带的属性（寒、热、虚、实），从而对白带的性质加以区别。

生理性的白带清稀、透明、无味，对女性阴部既有润滑的作用，又能保护女子胞，防止邪毒侵害。正如清代著名医学家王孟英所说："带下乃女子生而即有，津津常润，本非病也。"若带下的量、色、质、味发生变化，即为病理性白带，可以此作为临床辨证的依据。

带下病有带下过多与带下过少之分。如带下量多，色黄或呈脓性，质黏稠，有臭气，或呈豆渣样，多属湿热所伤；带下量多，黄绿如脓，或赤白相间五色杂下，质黏腻，臭秽难闻，多属热毒蕴结；带下量多，色白或淡黄，质清稀而滑，多与脾虚有关；带下量多，质清稀如水，为肾阳虚所致；脾肾失固，常合并出现，故在临床可见脾肾双兼症状。带下过少，指带下量明显减少，导致阴中干涩痒痛，甚至阴部萎缩。

再者，幼女及老年女性，其生理特点本无白带或极少有白带，若见白带增多，应当加以重视。幼女白带增多，多因卫生不洁，毒邪内侵，而老年人白带增多，要注意癌症的发生。

问白带在妇科临证中占有重要地位，白带可称为女子胞的镜子。妇科医生掌握白带的分泌情况，有助于诊断，并能提供治疗方向。

看带辨证是医生的事，而看带辨别有无病理改变，则是女性朋友日常应该掌握的。另外，对于一些带下问题，女性自己也应注重调理，如从带脉来治疗"带下问题"，会收到一定的疗效。

带脉就像人体自身配备的一条腰带，其主要功能是"约束诸经"。

记载

任脉损伤、带脉失约是带下病的核心机制，《妇人大全良方》中指出："人有带脉，横于腰间，如束带之状，病生于此，故名为带。"所以从带脉治疗带下病是非常有效的。

很多人不理解带脉。其实，我们说的肚子上的"游泳圈"，就是中医学"带脉"所绕之处。带脉就像人体自身配备的一条腰带，其主要功能是"约束诸经"。人体其他的经脉都是上下纵向而行，唯有"带脉"横向环绕一圈，好像把纵向的经脉用一根绳子系住一样。带脉一旦堵塞，就会造成身体多条经络都"堵"在腰腹处。带脉堵了，女子胞就可能受到伤害，妇科病就来了，最显而易见的就是"带下问题"出现了，可以从带脉来治疗。

最简单的就是按摩带脉，其实就是敲带脉，这个方法顺手，也很有效。具体方法如下。

位置：带脉是一个范围，如果是胖人的话，会在腰部露出一个游泳圈，就要敲这个游泳圈。如果是瘦人，就敲打肚脐两侧围腰之一圈，即以肚脐为中点，环腰的一圈。坐着的时候，也可以敲，有益无损。

方法：每天晚上睡觉前，或者早晨醒来后，躺在床上，用手来回敲打带脉，用力适中，100～300下即可。时间充裕，或者喜欢敲打，也可以增加至500下。敲打时要产生痒、麻，这种感觉最好，可以疏肝行滞，消除诸经在此处的血瘀积热。敲带脉手法不可太重，但需要长期坚持。

女性朋友可以每天花5分钟敲敲带脉，既能保持身材，又能治疗带下过多等疾病，还能疏肝解郁，让人快乐，何乐而不为？

按摩带脉，就是激发带脉及腰腹部的经穴气血，以使堵塞的带脉恢复畅通，跟肚子上的赘肉说拜拜，也跟诸多妇科病说拜拜，尤其是带下会变好。

要注意，产后、月经期间、妇科肿瘤等特殊情况下不要敲带脉。

另外，还可以选择一些有效的配伍，更有益于治疗带下、月经不调等妇科病。

◎ 敲带脉配按揉阴陵泉、三阴交，有健脾渗湿止带的作用，主治带下病。

◎ 敲带脉配按揉中极、地机、三阴交，有行气活血、祛

按摩带脉，就是激发带脉及腰腹部的经穴气血，以使堵塞的带脉恢复畅通，跟肚子上的赘肉说拜拜，也跟诸多妇科病说拜拜，尤其是带下会变好。

瘀止痛的作用，主治痛经、闭经。

◎ 敲带脉配按揉血海、膈俞，有通经活血的作用，主治月经不调。

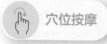
穴位按摩

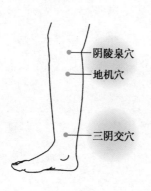

阴陵泉穴

地机穴

三阴交穴

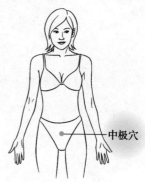

中极穴

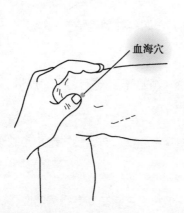

血海穴

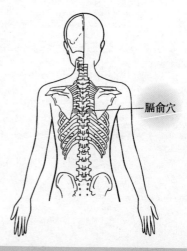

膈俞穴

这些配伍，可在医生的指导下进行，不可盲目。

预防腹部带脉不通，应注意腹部保暖，不穿低腰裤、露腰装，不喝冷饮，不吃凉食，不坐湿地，不穿湿衣，避免睡在风口，洗完澡或是运动完不要着凉风。总之，一切凉的东西，都尽量避免。尤其是生产孕育后的女性，更要注意。另外，还要注意情绪，保持情绪稳定，不急不躁不怒，遇事乐观处置，做一个心态阳光的女子，就可以避免很多麻烦。

预防腹部带脉不通，应注意腹部保暖，不穿低腰裤、露腰装，不喝冷饮，不吃凉食，不坐湿地，不穿湿衣，避免睡在风口，洗完澡或是运动完不要着凉风。

多管齐下应对阴道炎

> 阴道炎的类型很多，除了内服用药，临床有外熏洗、坐浴、冲洗阴道等多种外治方法。选择好的方法，多管齐下应对阴道炎，效果更好。

阴道炎不是一种病，而是一类病，所以临床治疗阴道炎，重在辨证。辨证对了，病就好治了。治疗阴道炎的方法有很多，每个医师的用药也不尽相同，我们先来了解一下。

临床常见的阴道炎，分为细菌性阴道炎、念珠菌性外阴阴道炎、滴虫阴道炎、老年性阴道炎、婴幼儿外阴阴道炎等。每位女性的每个年龄段都可能出现阴道炎症，不同的阴道炎表现也不一样。

细菌性阴道炎：10% ～ 40% 患者无临床症状，有症状者主要表现为阴道分泌物增多，有鱼腥味，尤其性交后加重，可伴有轻度外阴瘙痒或灼热感。检查见阴道黏膜无充血的炎症表现，分泌物特点为灰白色，均匀一致，稀薄，黏附于阴道壁，容易将分泌物从阴道壁拭去。细菌性阴道炎，是由阴道内乳杆菌减少、加德纳菌及厌氧菌等增加所致的内源性混合感染。

念珠菌性外阴阴道炎： 80%～90% 病原体为白假丝酵母菌，酸性环境易于生长，为双相菌（酵母相、菌丝相），特征分泌物——白色稠厚呈凝乳或豆渣样。常见诱因有妊娠、糖尿病、大量应用免疫抑制药及广谱抗生素。其他诱因有胃肠道假丝酵母菌、着紧身化纤内裤等。

滴虫阴道炎： 多由阴道毛滴虫寄生于女性阴道、尿道或尿道旁腺、膀胱、肾盂，男性包皮褶皱、尿道、前列腺等所致，常与其他阴道炎并存。阴道分泌物增多的特点为稀薄脓性、黄绿色、泡沫状、有臭味，外阴瘙痒部位——阴道口和外阴。若合并尿道感染则尿频、尿急、尿痛，有时可见血尿。阴道毛滴虫能吞噬精子，阻碍乳酸生成，影响其在阴道内存活，导致不孕。检查见阴道黏膜充血，散在出血斑点，"草莓样"宫颈后穹隆多量白带，呈灰黄色、黄白色稀薄液体或黄绿色脓性分泌物，常呈泡沫状。带虫者阴道黏膜无异常改变。

老年性阴道炎： 绝经后女性因卵巢功能衰退，雌激素水平降低，阴道壁萎缩，黏膜变薄，阴道内 pH 增高，局部抵抗力降低，其他致病菌过度繁殖或容易入侵引起炎症，以需氧菌为主。阴道分泌物增多，外阴瘙痒等，常伴有性交痛。

婴幼儿外阴阴道炎： 因婴幼儿外阴发育差、雌激素水平低及阴道内异物等造成继发感染所致，常见病原体有大肠埃希菌及葡萄球菌、链球菌等。主要表现为阴道脓性分泌物及外阴瘙痒。婴幼儿语言表达能力差，其母亲是主要间接问诊对象。

一般的阴道炎，西医治疗方案是药物治疗，以外用为主，合并盆腔炎或者复发性阴道炎可以联合口服用药，必要时夫妻同治。长期口服抗生素可能抑制正常菌群，继发真菌感染。

中医妇科无阴道炎之病名，因临床以带下增多、阴部瘙痒为主症，故属"带下病""阴痒"之范畴。

记载

中医学认为，阴道炎的主要病因是湿邪，如《傅青主女科》中记载："夫带下俱是湿证。"带下病系湿邪为患，而脾肾功能失常又是发病的内在条件，病位主要在前阴、胞宫。

我在临床中治疗阴道炎也有自己的一套方法，滴虫阴道炎与念珠菌性外阴阴道炎均以湿热证为主，应用萆薢渗湿汤加减，效果就很好。滴虫阴道炎，应加入蛇床子、桃叶、百部等杀虫之药；而念珠菌性外阴阴道炎，应加入冰硼散、土槿皮等杀真菌之药。治疗方法上，外治有时较内服药更为重要，须配合外洗及阴道塞药。阴道塞药时，应将药纳入阴道深部，这样才能充分发挥药力。老年性阴道炎实证者甚少，大多属于虚证，或者虚中夹实，即阴虚或脾虚夹有湿热者，亦应从虚论治，治疗重在填补阴精，参以燥湿止痒。仅加入1～2味清利之品即可，诸药相配，"柔"而无碍脾之虞，"燥"而无沉降之弊，另可配以外治药，以润肤止痒，使邪毒退去。

中医临床治疗阴道炎的方法有很多，口服汤药、外洗药、坐浴药、敷贴疗法等均可达到很好的效果。口服汤药因证各异，不再多述，可请中医师辨证调理。我们主要介绍外治方法，可以一起来看一下。

外洗方：蛇床子15克，苦参15克，百部15克，土大黄15克，苍术15克，花椒10克，艾叶10克，冰片1克（后溶），大青盐一捻。搔破流水者加枯矾10克，黄柏15克，煎水熏洗。清热解毒，燥湿止痒。主治：非特异性阴道炎，带下，阴痒。

坐浴方一：蛇床子、苦参、艾叶、白矾按3∶3∶3∶2的比例研成细末，用纱布袋包装，每包30克，开水冲泡后趁热先熏后洗，坐浴15分钟。平均用9包为1个疗程。主治非特异性阴道炎。

坐浴方二：蛇床子 15 克，土茯苓 12 克，黄柏 9 克，苦参 10 克，水煎坐浴，或阴道冲洗。主治滴虫阴道炎。

坐浴方三：野菊花、紫花地丁、蛇床子各 30 克，水煎，坐浴或冲洗。主治老年性阴道炎。

冲洗疗法：用 2% 苏打水冲洗阴道、外阴，每日 1 次，10 次为 1 个疗程。一般冲洗阴道后要放入阴道纳药。

熏洗方一：女贞子 30 克，龙胆草 30 克，蛇床子 50 克，白鲜皮 50 克，黄柏 15 克，荆芥 15 克，防风 15 克，薄荷 5 克。用纱布包好上述诸药，放入砂锅内，加水煎为 1 000 毫升。将药液倒入盆中，趁热熏洗患处，每次 30 分钟。早、晚各 1 次，10 天为 1 个疗程。本方有清热燥湿、祛风止痒之功效。可治念珠菌性外阴阴道炎。

熏洗方二：苦参 30 克，地肤子 30 克，透骨草 30 克，土茯苓 30 克，百部 15 克，蛇床子 15 克，白鲜皮 15 克，马齿苋 15 克，冰片 3 克。用纱布包好诸药放入砂锅内，加水煎至 1 000 毫升。将药汁倒入盆内，趁热熏洗外阴和阴道，每次 30 分钟。早、晚各 1 次，每日 1 剂，10 天为 1 个疗程。本方有清热解毒、利湿止痒、收敛杀虫之功效。若女方感染滴虫，男方也应同时熏洗治疗。可治滴虫阴道炎。

熏洗方三： 蛇床子 30 克，苦参 30 克，野菊花 30 克，紫花地丁 30 克，半枝莲 30 克，丝瓜叶 30 克。用纱布包好上述诸药，放入砂锅内，加水煎至 1 000 毫升。将药汁倒入盆内，趁热熏洗外阴和阴道，每次 30 分钟。早、晚各 1 次，10 日为 1 个疗程。本方有清热解毒、化湿止痒的功效。可治疗老年性阴道炎。

药膳治疗： 马齿苋 50 克，蜂蜜 25 毫克。鲜马齿苋洗净，冷开水再浸洗 1 次，切小段，搅拌机搅烂，榨取鲜汁，加入蜂蜜调匀，隔水炖熟即可，分 2 次饮用。清热解毒，利湿止带，主治细菌性阴道炎，证属湿热或热毒内盛者。马齿苋又叫瓜子菜，性味酸寒，功能清热解毒、化湿止带，对志贺杆菌、宋内杆菌、斯氏杆菌、费氏痢疾杆菌、伤寒杆菌、大肠杆菌、金黄色葡萄球菌都有一定的抑制效果，马齿苋因能抗炎，对阴道炎症所引起的白带增多有治疗作用。孕妇禁用。

敷贴疗法： 醋炙鸡冠花、酒炒红花、荷叶灰、白术、茯苓、陈壁土、车前子各等份。将上药共研细末备用。取药末 10 ～ 15 克，用酒或米汤调匀成膏状，敷于神阙穴上，外用纱布盖上，胶布固定。1 ～ 2 天换药 1 次。健脾利湿，活血

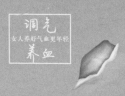

止带，主治带下病，对各种阴道炎都有辅助治疗作用，屡用有效。

阴道炎患者适宜多吃新鲜的蔬菜和水果，多喝水，从而保持大便通畅，预防合并尿道感染的发生，还要多吃具有淡渗利湿功效的食物，如冬瓜、西瓜、红豆等。

阴道炎患者要忌烟酒，吸烟能使细菌性阴道炎症状加重，饮酒能助长湿热，使加重病情。忌食海鲜发物，如黄鱼、带鱼、虾、蟹等。忌过量食用甜腻食物，因为奶油、牛油、羊油、巧克力、糖果、甜点等食物可助长湿热，会使病情加重。

阴道炎症状多、病因多、分型多，外治、内治多管齐下才会更有效。

养护好卵巢，
女人如花般娇艳

> 卵巢是女人重要的生殖内分泌器官。如何进行卵巢保养是女性追逐美丽的不懈行动。卵巢掌控着女性的雌激素分泌，与女性的体形变化、容貌等密切相关。卵巢功能衰退，最明显的就是皮肤松弛，容颜衰退。中年时期是女性卵巢开始衰退的阶段，保养卵巢势在必行。

卵巢虽小，功能却很强大，女性的一生都需要卵巢的"把持"才能如花般娇艳。女婴刚出生时，卵巢领导着200万个卵泡来为其服务（新生儿两侧卵巢有70万～200万个原始卵泡），不过并不是所有卵泡都可以健康快乐地成长，它们就像在进行一场长跑比赛，遵循着优胜劣汰的规则，只有优胜者才会发育健全，而其他的只能惨遭淘汰。

在12～14岁时，女孩会进入青春发育期，卵巢也开始了周期性的工作——排卵。此时卵巢里的卵泡大军只剩下4万个了。但这4万个卵泡，也并不都能发育成熟。并且卵巢会严格地控制着卵泡的输出，每月一般只有1个成熟卵子被送出来，如果这个月由左侧卵巢负责生产，下个月就有可能由右侧卵巢负责将发育成熟的卵子排放出来，卵巢就是这样要不辞辛苦地"工作"30～40年。

女性在20～30岁的时候，内分泌达到一生中最旺盛的时期。这个时候也是卵巢最成熟的时候，大小如同鹌鹑蛋，表面光滑，圆润饱满，供给女性全身所需的多种激素和生长因子，让女性时时都得到非常充沛的雌激素滋润，使她们皮肤水嫩、细腻、有弹性，乳房饱满坚挺，腰肢纤细紧实，身材匀称，全身上下充满健康的活力。最重要的是，女性在这个时期，生殖生育能力逐渐达到了一生中的最高峰。

由于30岁前后是女性一生中内分泌最旺盛的阶段，卵巢的工作量处于一生中最大的时期，要不断地满负荷运转，分泌足够的雌激素才能保证女性全身400多个部位的需求，这个时候，一不小心，也可能就是卵巢由盛转衰的关键期，也是最容易出现问题的时期。

女性在40～56岁的时候，卵巢衰老的速度明显加快，尤其是绝经后，也就是在女性朋友50岁左右的时候，卵巢就会逐渐缩小到原体积的1/2，体重也相应减轻，并且由于在之前的若干年里卵巢经常排卵，卵泡破裂萎缩后，由结缔组织代替，卵巢的实质会逐渐变硬，功能就基本停止了。这时的卵巢，就像一粒葡萄干，表面全是凹凸的疤痕，显得干瘪皱缩。而这一结果，还可能因女性所受到的精神压力、体内积存的毒素和药物等因素的干扰而提前出现。

了解了上述卵巢由盛而衰的生长过程，我们就不能再忽视卵巢，而是要保护好卵巢，如此，才能帮助女性朋友更好地保护自己，收获更大的幸福。

尤其是中年时期的女性，卵巢开始衰败，需要着手对卵巢进行保养。

其实作为女性，掌握下面几个小技巧，就可以很好地自我保护卵巢。

瑜伽：自然躺在瑜伽垫上，双腿保持与肩同宽，屈膝，调匀呼吸。深吸一口气，慢慢用力抬起臀部，双手手掌伸直，放在背后的地面。呼气，左腿抬起，左脚脚尖点在右侧膝盖上。自然呼吸，保持臀部向上动作10秒。左脚向上抬起，向上伸展伸直，双眼看向左脚脚尖方向，保持这个姿势5～10秒。放下左脚，还原成自然平躺的姿势。换另一侧腿，重复以上运作。调匀呼吸后，起身，双腿并拢站立。吸一口气，向前弯腰，双手环抱小腿，保持3～5秒。呼气，先向左扭

女性在20～30岁的时候，内分泌达到一生中最旺盛的时期，这个时候也是卵巢最成熟的时候，大小如同鹌鹑蛋，表面光滑，圆润饱满，供给女性全身所需的多种激素和生长因子。

转腰部，保持 3～5 秒后，再向右扭转，保持 3～5 秒。身体慢慢恢复到自然站立的姿势，调匀呼吸，放松身心。

　　此体式可以温宫暖卵巢，刺激卵巢功能，调整激素分泌，促进脏腑功能，延缓衰老，美容养颜。以上动作 1～3 遍为 1 次，每天早、晚各 1 次。

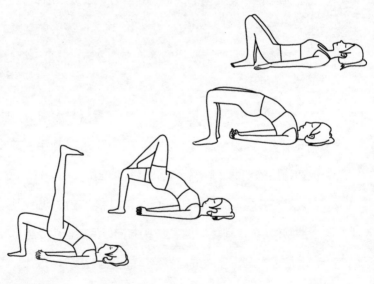

●暖宫瑜伽

按摩：想要防治卵巢早衰，不妨多对身体中的一些穴位进行按摩。如足底的涌泉穴；踝关节旁边的复溜穴和照海穴，踝关节上的三阴交穴，膝关节内上方的血海穴，腹部的关元穴、气海穴、神阙穴等，每天只需要在这些穴位上点按2次或3次，每次每穴1分钟左右，十分有益于卵巢的保养，以帮助促进和调整内分泌，让女士们变得更年轻漂亮。

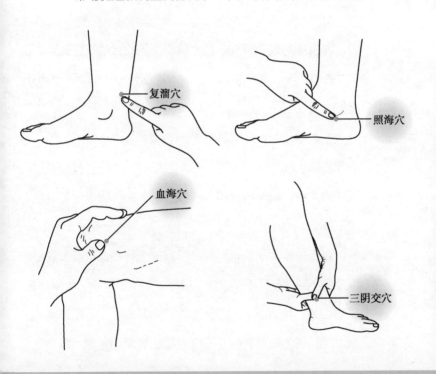

复溜穴

照海穴

血海穴

三阴交穴

卵巢虽小，但功能却很强大，女性的一生都需要卵巢的"把持"才能如花般娇艳。

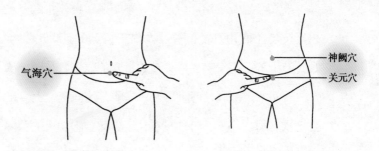

气海穴　　　　　　　　　　　　　　神阙穴
　　　　　　　　　　　　　　　　　关元穴

食疗： 中年女性保养卵巢，可选燕窝。燕窝具有较高的营养滋补功效，历来被视为珍贵补品和珍稀烹饪原料。古有"香有龙涎，菜有燕窝"之说，将其列入"八珍"，为历代贡品。

中医学认为，燕窝具有养阴润燥、补中益气的功效，可治疗虚损、咳喘等，补益效果极佳，凡久病体虚、羸瘦乏力、气怯食少者，都可将它作为滋补品。卵巢疾病者也可以用燕窝来补虚。

对于中年人来说，燕窝是很好的滋补品，可以缓解中年以及更年期的各种不适症状。另外，"燕窝甘淡平，大养肺阴，化痰止咳，补而能清，为调理虚劳之圣药……"吃燕窝能起到滋阴补肾的功效，而女子胞，需要肾精的养护，需要气血的维持和调节，所以，吃燕窝补虚，很符合女性的需要。并且女性食用燕窝，能使皮肤滑嫩红润，富有光泽，不易衰老。燕窝还可调节内分泌系统，调节激素水平，女性可以多选择燕窝来补益身体，尤其是对保养卵巢有益。

具体可以这样做：

燕窝美食

配方：燕窝20克，银耳15克，雪蛤5克，冰糖适量。

制作方法：燕窝用清水泡透，拣去杂质后洗净；银耳和雪蛤分别用温水浸透。将燕窝、雪蛤和银耳一同放入锅内，加适量清水用文火煮30～40分钟。加入冰糖煮至溶化即可。

燕窝的营养价值虽高，也不是人人都可以食用的。以下一些人群就应少食或不食燕窝，如湿热者不宜多食，糖尿病患者禁食，腹痛泄泻、体质虚寒者忌食，感冒发热者不宜食用。

燕窝保养卵巢效果虽好，但价格偏贵些，日常饮食中，还可以多食用豆类食物，以保养卵巢。豆类食物不仅含有丰

"燕窝甘甜平，大养肺阴，化痰止咳，补而能清，为调理虚劳之圣药……"

富的蛋白质，还含有优质的异黄酮、大豆磷脂、低聚糖、维生素 E 及水解后的大豆肽等多种物质，能延缓衰老，一定程度上可改善卵巢功能。其中，大豆异黄酮又称为植物雌激素，能够改善皮肤水分及弹性状况，保护女性卵巢功能，并且可以预防乳腺疾病等。

女子患贫血，经典美食来养血

" 女性的生理特点，决定了女人易损耗气血。借用一些经典美食来补血养血，可以帮助女性朋友在一定程度上解决气血耗损问题。

女性较男性易患贫血，是因为女性的特殊生理决定的。前面我们一直在说经、孕、产、乳……会伤女性的气血。在本书中，我们一直在告诉大家，为什么要补气血，需要怎么做。但在本书的最后，我们还是要给女性朋友们提供福利，告诉女性朋友们要甩开腮帮子吃。学会做一些补血养血的美食，做给自己吃，做给家里的母亲吃、姐妹吃、女儿吃，也可以做给要好的女性朋友吃……总之，吃好了，血足了，人也就红润了，漂亮了。

下面我们就介绍几道补血的经典美食，供大家参考。

首先是鸡肉。鸡是补益身体非常好的食材，女性体虚可以吃鸡，生完孩子也可以吃鸡。鸡肉口感细嫩，自带鲜美之气，相比其他肉来说，鸡肉更适口，同时胆固醇含量相对较低，也是女性朋友们更喜欢鸡肉的原因。选择一个可以和鸡

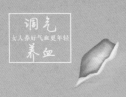
肉搭配的食材或药材，制作成一道美味的补血药膳，实在是人生一大妙事。来看看黄芪炖鸡。

黄芪炖鸡

配方：黄芪30克，老母鸡1只，香菇2～5朵，生姜1块，大葱适量，食盐、香油等各适量。

制作方法：黄芪少许冷水浸泡30分钟；老母鸡宰杀，除净内脏，去头和爪，香菇洗净（如果干品，可先泡发），去根，切大块；生姜、大葱也洗净处理好。捞出黄芪与生姜、大葱、香菇一起填入鸡腹中，再用线扎好，放入盘或炖盅中，撒上食盐、淋上香油。送入锅中隔水蒸煮2小时即可。

养生功效：补血，补益中气，强健五脏，补虚扶正，增强机体免疫功能。

如果觉得这道隔水蒸煮的"黄芪炖鸡"不好做的话，也可以炖煮，同样美味。

此款鸡汤在食用上没有什么禁忌，但是要注意几个细节。用此汤补血时，最好不要服用补铁剂，因为鸡肉中的磷会影响铁剂的吸收。鸡臀尖为细菌、病毒及致癌物质的聚积地，最好不要食用。另外，鸡肉蛋白质和脂肪的含量高，多食易导致肥胖，要适量。上面的量做出来，可以一家人一起吃，可以分几次吃,不要一次吃太多。鸡肉和黄芪都会助热,胃热时不宜用。黄芪是补气之品,要避免与萝卜等下气的食物同食。

吃完鸡汤想再来点零食,阿胶可以派上用场,如阿胶补血膏。要知道,阿胶是"补血圣药",也被人们奉为女性滋润肌肤、美容养颜的佳品。用它制成的"阿胶补血膏"又名"贵妃膏",是女性补血美容的千古名方,美艳容颜的功效好,女性朋友们可常食。

 阿胶补血膏

配方:阿胶粉250克,核桃仁150克,大枣、黑芝麻100克,蜂蜜100毫升,黄酒400~500毫升。

制作方法:核桃仁和黑芝麻分别用小火炒香,研碎。大枣洗净,去核,撕碎或是切碎。将处理好的食材与阿胶粉一起装入带盖的大瓷碗中,倒入蜂蜜,淋入黄酒,一起搅拌均匀。盖上盖子,送入锅中隔水蒸2小时。出锅后装入带盖的小容器中,晾凉后放入冰箱冷藏。每天可取出3~5勺服用。直接吃或冲水服用均可。

养生功效:补血,补中益气,健脾润肺,美容驻颜。适用于血虚和久病所致的头晕目眩、身体虚弱、萎黄、虚劳咳嗽及产后身体虚弱的女性食用。

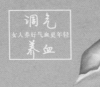

膏中的核桃仁、大枣、黑芝麻等都是美味兼补益的药食，集中在一起制作成补血的"豪华"美食，是一种很智慧的食疗方式。

我们再来说说"桂枝茶"。桂枝茶是桂枝汤衍化而来的。桂枝汤出自《伤寒论》，具有滋阴和阳、调和营卫、解肌发汗、温经散寒等多种功效。血寒身体虚弱的女士，可用它来调养。

 桂枝茶

配方：桂枝、芍药各9克，炙甘草6克，生姜5片，大枣5～10枚，红糖适量。

制作方法：桂枝和炙甘草研成粗末，生姜切碎，一起装入双层纱袋，大枣撕碎，将以上处理好的药食与芍药、红糖一同放入保温瓶中，冲入沸水600～800毫升。加盖静置20分钟，即可倒出代茶频饮。每日1剂，当天饮完。

桂枝，性温，味辛、甘，具有发汗解肌、温通经脉、助阳化气、平冲降气等功效，多用于治疗风寒表证、脘腹冷痛、血寒经闭、痰饮、水肿、心悸等病症。

芍药可以养血调经，柔肝止痛，尤宜于血虚萎黄、月经不调、崩漏下血等症。

炙甘草补脾和胃，益气化痰，是治疗脾胃虚弱、倦怠乏力的一味药材，是与桂枝配伍的理想药材。再加上性温，味甘，可以补气健脾、养血安神、调和诸药的大枣，及可以温中散寒、解表发汗、促进身体血液循环的生姜，"桂枝茶"温中暖胃、温经散寒的功效得到更好的发挥。

在服用"桂枝茶"方期间，一定要注意，表寒里热，或是表实无汗，不汗自烦躁，以及温病初起时，如出现发热口渴、咽痛等症状，均不可以服用。另外，服药期间要忌食生冷、油腻、烟酒等辛辣刺激的食物，以免影响其功效的发挥。

下面要推荐的是"仙人粥"，让您补血养血的同时，也活得赛神仙。

仙人粥是一种加入何首乌煮成的药膳。取何首乌能乌发养发，让人像神仙一样不显老态之意。从中医的角度来分析，何首乌味苦、甘、涩；性微温，可入肝、心、肾经。何首乌制用，微温不燥，补而不腻，《本草纲目》云："养血益肝，固精益肾，健筋骨，乌须发，为滋补良药"。中医认为，"肾主骨，其华在发""发为血之余"，肾好、精血充足，人头发乌黑亮丽，健康浓密。所以，用何首乌来解决血虚所致的白发、脱发等问题，效果会不错。下面我们就来学习一下，这个"仙人粥"具体该怎么煮。

仙人粥

配方：制何首乌30克，大米100克，大枣3~5枚，红糖适量。

制作方法：何首乌先用少量冷水浸泡30分钟；大枣洗净，去核；大米淘洗干净。以上处理好的药食一起放入砂锅中，加适量水，熬煮成粥。服时，拣出何首乌药渣，加糖调味即成。每日1剂，可分次温服。

养生功效：养血益肝，固精补肾，乌发养发。

用何首乌熬煮成的"仙人粥"可以用于补精养血，防止头发掉落、干燥、发黄。不过，要提醒的是，如果只是用于平时的养发，那何首乌的用量要相应地减少。每人每天食用10 ~ 20克即可。对于那些没有时间煮粥的女士们来说，不妨改成喝"仙人茶"。就是将这些药材拿沸水充泡当茶饮。每日1剂，当天饮完。

不过，要提醒大家的是，何首乌有生何首乌和制何首乌之分。生何首乌的功用偏重于解毒和润肠通便；制何首乌才具有滋补肝肾、补益精血、乌发养发、强健筋骨等功效。所

以，选购时一定要分清楚。食用时也一定要慎记，要忌铁器、

铜器，也不可与猪肉、血、无鳞鱼、葱、蒜、萝卜同食，以

免减弱其功效，或发生不良反应。另外，大便溏泄和有痰湿

的人慎用何首乌。

　　学会了这些补血养血美食，再加上前面介绍的各种保健

方法，努力在生活中加以实践，就有可能收获意想不到的保

健效果。最后祝每一位女性朋友学得开心，吃得开心，用得

放心，美得称心！

女子患贫血，经典美食来养血

附

录

办公室一族24小时
养　生　攻　略

子时（23：00—01：00）——睡眠是最佳美容圣品

睡觉对于女性保养容颜是十分重要的。中医养生历来主张睡"子时觉"，这并不是没有依据的。《黄帝内经》中记载："夜半为阴陇，夜半后而为阴衰"。这里所说的"夜半"即为子时，也就是说晚上在23：00前入睡，对于上班族女性来说尤其重要。子时是阴气最重的时刻，此后阴气减弱，阳气渐长，亦有"一阳初生"之说。我们都知道"阴主静，阳主动"，我们的作息时间也应当与之相适应，因此子时阴气最重，最适合女性在睡梦中养护初生的阳气。

丑时（01：00—03：00）——护肝的最佳时机

睡觉可以为肝创造一个良好的环境。当我们人体处于休息，或者是情绪稳定等状态的时候，身体其他脏器中所需要的血液就会减少，这样节省出的血液，就会储藏在肝脏当中。等到身体处于运动或者是情绪激动的状态时，肝脏就会排出储存的血液，再把这些血液分配到身体的各个地方，满足我们机体活动的需要。正所谓"人动则血运于诸经，人静则血归于肝"，也正如《黄帝内经》中记载："卧则血归于肝"。

所以，想要成为一名靓丽迷人的气质美女，一定要在丑时保持熟睡，而这就需要我们尽量在子时前就寝，待丑时肝就能够得到最大的养护。丑时一定处于躺在床上"睡着"的状态。

寅时（03:00—05:00）——宣降肺气，让美丽由内而外散发

肺的宣发肃降是指肺气有向上升宣、向外布散以及向下通降的作用，并能保持呼吸道的通畅。其中，宣发功能主要体现在：①排出体内的浊气；②将脾转输的津液和水谷精微布散全身；③布散卫气，调节腠理的开合，将津液化为汗液排出体外。肃降功能主要体现在：①吸入自然界的清气；②将吸入的清气和由脾转输至肺的津液、水谷精微向下布散；③肃清肺和呼吸道内的异物，保持呼吸道的洁净和通畅。肺的宣发肃降功能异常，会出现呼吸不利或短促、咳嗽、喘息、胸闷、无汗、鼻塞等。肺的宣发肃降功能正常，则百脉通顺，水液运行通畅，有助于其他脏腑的高效运作。

寅时（03:00—05:00）肺经当令之时，人们需要保持熟睡，即深度睡眠。此时是呼吸运作最佳的时候，也是脉搏

正所谓"人动则血运于诸经，人静则血归于肝"，也正如《黄帝内经》中记载："卧则血归于肝"。

最弱的时候，是人体养气血的关键时刻。寅时睡得好的人，清晨就会面色红润，精神充沛。寅时保持熟睡，是对肺最好的保护，如果肺气不顺畅，人就会变得黝黑，虚弱……

养护肺的方法多种多样，其中食疗是人们最喜欢采用的方式。肺为娇脏，喜润恶燥，燥易伤肺。《黄帝内经》中记载："燥者润之。"意思就是，在感觉比较干燥的时候，应该用含有大量水分的东西来滋润，消除干燥。依据中医五色入五脏的观点，肺对应的是白色，白领丽人应该多食用一些白色的食物，这些食物大多性平味甘，长期食用，可达到滋润肺脏、去除干燥的效果。在所有的白色食物之中，银耳的滋补作用是最显著的。在中医看来，银耳有麦冬之润而无其寒，有玉竹之甘而无其腻，可谓滋阴润肺的上等佳品。

卯时（05:00—07:00）——照顾好大肠经，做个"通畅"美人

卯时大肠经当令，当令就是值班的意思，它的主要功能是及时将体内垃圾排出体外，每天按时排便，就可以减轻大肠经的负担，达到润肠排毒的养生功效。《黄帝内经·素问·灵兰秘典论》认为，"大肠者，传导之官，变化出焉"，"传导之

肺为娇脏，喜润恶燥，燥易伤肺。

官"也就是运输队长，可得小心伺候他，否则身体就容易出毛病，因为大便里的毒素占人体里所有毒素 50% 左右。被中医界尊为医圣的张仲景曾将长时间停留在人体内的大便称为"宿食"，并指出其会诱发多种疾病。

更重要的是，大肠与肺相表里，大肠出了毛病，肺自然也会受到连累。肺主皮毛，若大肠经出了问题，我们的脸上就会冒出许多小痘痘，面色也会变得黯淡无光。这可让爱美的女士们大伤脑筋了。所以，为了我们自身的健康，也为了我们的"颜面问题"，一定要照顾好大肠经。大肠经可不像肺脏那样娇气，照顾它很简单，只要做到按时排便就好了。卯时（05：00—07：00）是大肠经最活跃的时候，此时最宜排便。排便虽是生活的细节，但养生保健的功效却不可小觑，就看你是否愿意做个有心人了。

辰时（07：00—09：00）——食补养胃，让你青春常在

在日常饮食中，不少上班族女性总是贪图嘴巴上的享受，很少会注意到胃，久而久之，胃就抗议了，出现各种问题。

在饮食方面，有胃病的女性朋友应该多食用一些含有大量蛋白质和维生素的物质，保证机体每天都可以摄取各种丰

大肠与肺相表里，大肠经出了毛病，肺自然也会受到连累。

富的营养物质，避免出现贫血、营养不良等现象。富含蛋白质的食物，如鸡、鱼、瘦肉、动物内脏等；富含维生素的食物，如番茄、大枣、绿叶蔬菜等。此外，最好将山楂加入到饮食中，每餐食用两三个，可以促进胃液分泌。

对于胃不好的上班族女性来说，不仅要从食物中摄入充足的营养成分，还应该注意保持酸碱平衡。若是胃酸的分泌量较多，可以饮用牛奶、豆浆，或者吃点面包，这些食物进入胃中后可以中和胃酸；若是胃酸的分泌量较少，可以饮用一些浓缩鸡汤，食用一些酸酸的水果，用来刺激胃液分泌，加强对食物的消化能力。此外，胃不好的女性，还应该注意少食用会导致腹胀和富含纤维质的食物，如豆制品、芹菜、红薯、韭菜等。

巳时（09：00—11：00）——动一动才能更好地养好脾

在吃对食物后，还应该活动一下，这样食物才能更好地被吸收，也才能发挥出良好作用。养护脾经，上班族女性需要从养护脾胃方面下手。而脾胃主要是对食物进行消化和吸收，确保机体能够得到足够的营养物质。所以，要格外注重饮食问题。此外，还应该配合运动，以促进脾胃的正常运转。

对于上班族女性而言，可以通过活动脚趾养护脾胃。《黄帝内经》认为，脾和胃属于土，足太阴脾经、足阳明胃经循行经过第1、第2个脚趾，通过活动相关脚趾，可以使与其相对应的脏腑器官得到调理。尤其对于脾胃功能不好的上班族女性而言，这样可以使体内的气血畅通，阴阳达到平衡，养护脾胃。

在活动脚趾的时候，可以将脚掌平放在地面上，然后使劲儿抓地，每次抓地应该维持5分钟，两只脚可以交替进行，也可以一同抓地，每天进行3次左右即可。

午时（11：00—13：00）——午睡一小觉，白领丽人最好的养心"丹药"

午时，指的是11点至13点这段时间，此时心经值班。上午生阳，下午生阴，而午时就是两者的转换点，这一点十分重要，上班族女性要引起重视。这时，为了让体内的阴阳更好地转换，应该进行午休。

明朝有位太医说："饭后小憩，以养精神。"在用完午餐后睡觉，可以解除疲乏、补充体力和精力，使人体更加健康。特别是在夏季，白昼延长，黑夜缩短，夜间还时常闷热，让人辗转反侧，无法安眠，导致睡眠不足，白天会出现头晕、困倦、无精打采等不适状况。这样，午睡更加重要。上班族在午睡之后可以获得充沛的精力，以应对下午的工作。

未时（13：00—15：00）——肩颈酸痛，不妨敲敲小肠经

经常坐在办公桌前工作的女性肯定都会有这样的体会：坐在椅子上的时间稍长一些，肩颈就会感觉很酸麻、疼痛，甚至后背十分僵硬，若是站起来活动一下，这种感觉就会得到缓解，但是不久之后，肩背还是会疼。

由于经常坐在椅子上对着电脑工作，总是保持一个动作，肌肉关节软组织不能得到相应的锻炼，局部肌肉会长时间处于紧张状态，无法得到放松。而另外一些肌肉则长时间处于放松状态，无法得到活动。这样一来，身体上的肌肉就不协调了，导致出现了"颈肩综合征"。若是还不及时调整，就会导致身体素质越来越差，所以，一定要注意这一"小毛病"。

应该怎样缓解肩颈疼痛呢？可以尝试按摩小肠经。在按

摩小肠经时，应该顺着手太阳小肠经循行的方向，起于手小指外侧端，沿手背外侧至腕部，直上沿前臂外侧后缘，经过肘部，沿上臂外侧后缘，出于肩关节，绕行肩胛部，交会于大椎，向下进入缺盆部。缺盆分支：从缺盆分出，沿颈部上达面颊部，至目外眦，转入耳中。面颊分支：从颊部分出，上行目框下，抵于鼻旁，至目内眦，斜行络于颧骨部，与足太阳膀胱经相接。沿着这条经络进行按摩，可以更好地疏通经气，缓解肌肉紧张。按摩手法可以采用点揉穴位法，在点揉的时候应该选取好主要穴位，后溪穴可以疏通经络；肩贞穴可以通络止痛，使颈肩部的肌肉得到放松；天宗穴可以使肩胛部得到彻底放松。

申时（15：00—17：00）——喝点下午茶，有益身心

我们知道申时是膀胱经当令的时候，此时膀胱活跃，应该多喝水。如果觉得喝白开水缺少点味道，我们可以效仿一下英国人，给白开水加点料，喝下午茶。

在英国，人们将16：00—17：00这段时间的饮茶称为"下午茶"，下午茶不仅仅只是喝茶，还要搭配甜点。营养学专家认为，在每天16：00—17：00这段时间饮茶，对

后溪穴可以疏通经络；肩贞穴可以通络止痛，使颈肩部的肌肉得到放松；天宗穴可以使肩胛部得到彻底放松。

健康十分有益。下午茶能补充人体能量，使身心放松；在美容方面，红茶对女性也非常有益，长期饮用可起到延缓衰老的作用。

酉时（17：00—19：00）——养护好肾，头发黑亮有光泽

在这个快节奏的时代，很多上班族都提前出现了不应该出现的白发，女性也不例外。

那么，为什么很多人在还没有年老时，头发就已经发白了呢？《黄帝内经》中记载："肾藏精，其华在发""肾虚发堕"。这样看来，头发的干枯、花白、脱落其实与肾虚有很大的关系，意思就是说，人的头发提前出现了干枯、花白、脱落的现象，是因为肾气不足、精血衰少。

当头发发白后，若是急于去染发，治标不治本，而那些化学药剂很有可能会伤害到发质和头皮，甚至渗入皮下组织，进入体内，引发癌症。要想从根本上解决头发过早发白这一问题，应该在平时多注重养护肾。肾虚，不仅会使毛发干枯、发白，还会使牙齿松动。上班族女性朋友不能小视这一问题，应该认真调理好肾。

人们常说："食不言，觉不语。"

戌时（19：00—21：00）——要想健康无忧，就在戌时拍手

俗话说，送人玫瑰，手留余香。当我们向他人付诸援助之后，他人获得了快乐，我们也收获了一份快乐。就像鼓掌给别人送去了鼓励和喝彩，自己得到了快乐和健康是一样的道理。养生方式多种多样，鼓掌也是一种。

从中医角度来看，人体的两只手掌就是人体的一个缩小版，身体上的各个器官与手上的某些部位是相连通的。而且，手上有很多经络与体内的脏器相互连通。若是拍打双手，手上的很多穴位就会受到刺激，这些刺激会经过经络作用到与之相对应的脏器上，从而起到疏通经络、调理气血的功效。有很多疾病之所以出现，就是因为相关脏器出现了问题。所以，常拍打双手，能够起到很好的调理作用。

我们手上有六条经络，分别是肺经、心经、心包经、大肠经、小肠经、三焦经。若是时常拍打双手，刺激了手上的经络、穴位，就能使心脏功能更好。从中医角度来看，心藏神，主管人体的思维与精神，所以拍打双手，能调节人的思维、记忆力。而且这一动作还能活动双手，缓

19：00—21：00 拍打双手，可疏通心包经气血，有益于心脏健康。

解手部麻木痉挛、末梢神经炎、高血压、便秘、痔疮等症。

19: 00—21: 00拍打双手，可疏通心包经气血，有益于心脏健康。

亥时（21: 00—23: 00）——消除睡眠禁忌，身体越来越好

我们知道，只有在亥时进入睡眠状态，三焦经的气血才能充足，这样我们的脏腑器官才能得到呵护。然而，有不少上班族女性在此时确实很想入睡，但辗转反侧，依旧精神十足，这是为什么呢？

人们常说："食不言，觉不语。"这句话是很有道理的，因为人躺在床上和身边人说话，大脑会兴奋，思维十分活跃，从而导致睡眠难以进行。所以在睡觉的时候，要安静下来，不要讲话。此外，还需要注意以下睡眠禁忌：不要在睡前用餐，不要在睡前工作或者最大程度减少睡前工作量，睡前情绪不要太激动，不要蒙头入睡，不要对着风入睡，不要面对灯光而眠。

55检